100歳まで歩くには、
椎間板をゆるめるしかない！

酒井慎太郎

GENTOSHA

はじめに

椎間板《ついかんばん》が人間の健康のカギを握っている――。

そう言われても、いまひとつピンと来ない人が多いでしょう。きっと、みなさんの中にも〝そもそも、椎間板って何なの？〟〝椎間板という言葉は聞き覚えがあるけど、どういうものかなんて全然知らない〟という方が少なくないのではないでしょうか。

しかし、じつはこの「いまひとつ知られていない器官」によって、わたしたちの健康寿命が左右されていると言っても過言ではないのです。体をスムーズに動かせるかどうかも、いつまでも元気に歩いていられるかどうかも、寝たきりや要介護になってしまうかどうかも、すべて、椎間板がどれだけ健やかにキープされているかで大きく変わると言っていいでしょう。

では、椎間板とはいったい何なのか。

わかりやすく説明するなら、椎間板は「背骨のひとつひとつに挟まっている座布団」です。

背骨は1本の「棒」ではなく、24個の椎骨《ついこつ》（頸椎《けいつい》7個、胸椎《きょうつい》12個、腰椎《ようつい》5個）が連なることで成り立っています。椎間板はこれら椎骨と椎骨のつなぎ目に1枚1枚座布団のように挟まっているやわらかい組織。つまり、この1枚1枚の座布団は、背骨を柔軟に動かしつつ、背骨にかかる荷重や衝撃の負担をクッションのようにやわらげる役割を果たしているのです。椎間板というクッションが日々しなやかに重みを受け止めているからこそ、わたしたちはずっしりと重い体を支えながらも、立ったり歩いたり走ったりといったさまざまな行動ができているということになります。

ところが、この椎間板という重要なクッションは、たいへん老化をするのが早いのです。

後でくわしく述べますが、椎間板の老化は早くも10代後半からスタートしています。子どもの頃はふっくらとやわらかかった座布団のクッションが、歳をとるにつれて硬くなり、日頃の荷重プレッシャーによって年々少しずつ押し潰されてくるのです。

そして、このように椎間板が潰れてくると、てきめんに現われてくるのが、「椎間板ヘルニア」や「ぎっくり腰」などの腰痛です。これらの腰痛は20代半ばあたりから増えてくるのですが、いずれも椎間板の老化・弱体化が原因で起こります。また、20代、30代で椎間板を弱らせてしまうと、後年、50代、60代の年齢になってから「脊柱管狭窄《せきちゅうかんきょうさく》症」や「ひざ痛」にも見舞われやすくなります。さらに、こうした椎間板トラブルを放っていると、体のあちこちが痛んだりしびれたりするようになり、高齢になるに伴い体をスムーズに動かせなくなっていきます。こうした状態が進めば、当然ながら、寝たきりや要介護になる可能性も大きく高まっていくでしょう。

このように、椎間板を衰えさせてしまうと、長い人生においてひっきりなしに厄介な痛みやしびれに悩まされるようになってしまうのです。しかも、椎間板の衰えによってもたらされる疾患は、腰痛、首痛、ひざ痛などの関節トラブルだけではありません。血行不良、冷え症、肥満、便秘、胃腸障害といった体調不良にも結びついてきますし、若々しさや美しさを損ねることにも影響してきます。本当に、日々わたしたちを悩ませている不調の大半は、椎間板の衰えをきっかけに発生していると言っても過言ではないのです。

私は、東京・北区王子において「さかいクリニックグループ」という治療院を主宰し、スタッフとともに毎日150人以上の患者さんを診ています。患者さんの9割以上は腰痛、ひざ痛、首痛など、関節の痛みや手足のしびれを訴えて来院される方々。中には、どこの医療機関、どこの治療院に行ってもよくならず、藁《わら》にもすがる思いで来院される人もいらっしゃいます。

なお、軽症から重症までどの患者さんにも共通しているのは、「椎間板をすっかり疲弊させてしまっている」という点です。患者さん本人には自覚がない場合がほとんどなのですが、診察をして痛みやしびれのルーツを辿《たど》っていくと、最終的にどの方も椎間板の不調に行き着くのです。

その証拠に、診察中こうした患者さん方に「椎間板に負担をかけないようにするコツ」を指導すると、その場で痛みやしびれが引いていくケースがめずらしくありません。いつも目を白黒させてびっくりされるのですが、体重の乗せ方や歩き方、簡単なストレッチなどをほんのちょっと試してもらっただけで症状がてきめんに軽減していくことが多いのです。

つまり、普段から腰痛やひざ痛などに悩まされている人は、それくらい椎間板が疲弊してしまっているのだということ。日頃から過剰なプレッシャーをかけられて弱りきった椎間板が、痛みやしびれなどの症状をもたらす震源地になっているわけですね。

そして、椎間板に過剰な負担をかけないようにするコツやノウハウを実践していけば、わたしたちは腰痛をはじめとしたトラブルを着実に解消できるようになるのです。椎間板を健やかにキープする習慣がつけば、これからの人生を痛みやしびれ、不調に悩まされることなく快適に生きていけるようにもなるでしょう。

本書ではこれから、こうした「椎間板を健やかにキープするためのノウハウ」をわかりやすく紹介していきます。紹介するノウハウはすべてセルフケアが可能ですので、みなさん、自力で椎間板のコンディションを整えていくようにしてください。


私は、椎間板を早く衰えさせてしまった人は、痛みや不調に苦しみ、人生で老い衰えていくのも早くなると考えています。一方、椎間板を健やかにキープしている人は、人生でいつまでも若々しさや健やかさもキープしていけるようになると考えています。すなわち、椎間板によって一生を健康に生きていけるかどうかが大きく左右されるのです。

ですからみなさん、これから本書で述べる内容を実践して、椎間板を健やかにキープするようにしてください。そして、痛みやしびれなどのトラブルときっぱりと縁を切って、いつまでも若々しく健康な人生を送っていくようにしてください。

繰り返しますが、椎間板こそが人間の健康のカギを握っているのです。ぜひみなさん、その椎間板の力をしっかりと引き出して、これからの長い人生をできる限り健やかで充実したものにしていきましょう。

100歳まで歩くには、椎間板をゆるめるしかない！　目次

はじめに　003

第1章

人の老化は「椎間板」から始まっていた！

●人が体をタテにして行動できるのは椎間板のおかげ　018
●椎間板の衰えが早まってしまう3つの要因　021
●「水を含んだスポンジ」のように優秀なクッション・システム　026
●椎間板は使い続けるうちにすり減っていく「デリケートな消耗品」　031
●背中を丸めたデスクワークは椎間板に1・85倍の負担をかけている　034

●椎間板は沈黙の器官。SOSを発さないままじわじわと弱っていく 040
●椎間板が衰えやすいのは、直立二足歩行をする人間の宿命だった！ 045
●知ってた？　椎間板だけはどんな一流アスリートでも鍛えることができない 048
●腰痛は、筋トレで筋肉を鍛えても治らない 051
●これ以上消耗させないための「使い方のコツ」をマスターする 053

第2章

腰痛も肩こりもひざ痛もみんな「椎間板」から治すことができる！

●椎間板の不調がどれだけ体のパフォーマンスを下げているかを把握しよう 058
●「椎間板ヘルニア」は重圧に耐えられなくなった椎間板の悲鳴だった 060
●「脊柱管狭窄症」を治すカギも椎間板が握っている 067
●「ぎっくり腰」は椎間板と筋肉の累積疲労から起こるものだった 072

●腰痛だけではない。肩こり・首痛・ひざ痛の原因も椎間板だった 076
●椎間板が衰えてくると、神経の流れや血液の流れも悪化する！ 084
●「老けて見られるか、若々しく見られるか」も椎間板次第 087
●「椎間板へのプレッシャー」を軽減させる〝いちばん有効な方法〟とは？ 090

第3章
痛みや不調をスッキリ解決！「椎間板健康法」5つの極意

●椎間板を生涯ずっと健康にキープするための「5つの極意」 098
●極意1 「後ろ重心」の正しい姿勢を身につける 100
●極意2 「寝返りゴロゴロ体操」を習慣にする 111
●極意3 「仙腸関節のテニスボール体操」を習慣にする 119
●極意4 「椎間板ストレッチ」を行なう 127

●腰ひねりストレッチ　129
●オットセイ体操　131
●壁オットセイ体操　134
●仙腸関節ストレッチ　136
●ぶら下がり健康法　139
●上体ぶらんぶらん体操　140
●極意5「椎間板ウォーク」を身につける　143

第4章 毎日の生活でこんなに差がつく！「椎間板」にいい習慣・悪い習慣Q&A

Q1▼くしゃみや咳が椎間板に大きなダメージになるって本当？　154
Q2▼「草むしり」はもっとも椎間板を傷めやすい作業だった？　156

Q3▼歳をとって椎間板が潰れてくると背も縮んでくるの？ 157
Q4▼朝と夜とで身長が違うのは「椎間板の内圧」が違うせい？ 158
Q5▼人間以外の動物は椎間板ヘルニアにならないの？ 160
Q6▼背中や腰をマッサージするのは、椎間板にはいい？ 悪い？ 161
Q7▼「ジャンプする運動」は椎間板によくないって本当？ 162
Q8▼「椎間板健康法」はダイエットにも効果があるのでしょうか？ 164
Q9▼えっ、サイクリングが椎間板によくない？ その理由は？ 166
Q10▼体の冷えは椎間板の症状の悪化につながるのですか？ 168
Q11▼水中ウォークや水泳も椎間板にとってはNGなのですか？ 170
Q12▼正座、あぐら、横座り……椎間板によくない座り方は？ 171
Q13▼椎間板のためには「30キロ以上の荷物」は持っちゃダメ？ 172
Q14▼カバンの持ち方でも椎間板に対する負担が変わるのですか？ 173
Q15▼ハイヒールは椎間板に負担をかけやすいのでしょうか？ 174

Q16▼重い帽子やアクセサリーは首の椎間板によくないって本当？ 175
Q17▼無重力の宇宙では椎間板に負担はかからないものなの？ 176

第5章

健康寿命を延ばせるかどうかは「椎間板」で決まる！

●椎間板は「柱」と「土台」を末永く維持していくための生命線 180
●椎間板の寿命を延ばせば、健康寿命も延ばすことができる 183

おわりに 187

装幀　next door design　大岡喜直
カバー・本文イラスト　鈴木みゆき
DTP　美創
編集協力　高橋　明

第1章

人の老化は「椎間板」から始まっていた!

人が体をタテにして行動できるのは椎間板のおかげ

人間は椎間板とともに老い衰えていきます。

椎間板を早く衰えさせてしまった人は体が衰えていくのも早くなるし、椎間板を長年にわたり健康にキープできた人は、体も健康にキープできるようになるのです。

いったい、どうしてそんなことが言えるのか。

それは、椎間板が体の重みを支え続けていくための「生命線」になっているからです。

わたしたちは日頃、寝ているとき以外は体をタテにして活動をしています。立っているにしろ、座っているにしろ、頭を天に向けて体をタテにしているときはずっと「体の重量＝重力」の重みがかかり続けています。この重みは、普段まったく意識することはないものの、体にとってはわりと無視できないプレッシャーになっているものなのです。

すなわち、こうした重みのプレッシャーを日々受け止めて支え続けているのが椎間板であるわけです。

もし、椎間板がまったく重みを支えられなくなってしまったら、わたしたちはたちまち腰などの関節に痛みを訴えて、歩くことはおろか立つこともできなくなってしまうでしょう。椎間板がしっかりと重みを受け止めてくれているからこそ、人は体をタテにして立ったり座ったり歩いたりができている。つまり、わたしたちが体をタテにして行動をすることができているのは椎間板のおかげのようなものなんですね。

だから、そういう意味で、椎間板は人間が体の重みを支え続けていくための「生命線」であり、人間が体をタテにしながらさまざまな活動をし続けていくための「生命線」なのです。

逆に言うと、この「体の重みを支える生命線」を衰えさせてしまうことは、立ったり歩いたりがスムーズにできなくなって、寝たきりや要介護の状態へ向かっていってしまうことを意味します。椎間板が衰えてしまうと、体の重みを支えきれず、体をタテに維持することができなくなって、否応なく体をヨコにせざるを得なくなるわけです。

要するに、早く老い衰えてしまうか、いつまでも元気に活動できるかのカギを椎間板が握っているのです。

みなさんは、これまで一度でもご自身の椎間板の健康を振り返ったことがあるでしょうか。

おそらく、一度もないという方がほとんどでしょう。

でも、これからはそれではいけません。

寝たきりになることなくいつまでも立ったり歩いたりしていたいなら、少しでも長く体をタテにして活動をしていたいなら、椎間板にしっかりとスポットライトを当てなくてはなりません。

これから先、みなさんがスムーズに体を動かして元気に活動を続けていきたいのであれば、「椎間板＝重みを受け止める生命線」を健やかにキープすることは絶対に欠かせない条件なのです。

椎間板の衰えが早まってしまう3つの要因

しかし、この「生命線」は衰えるのが非常に早いという特徴があります。

「はじめに」のところでも申し上げましたが、人の椎間板は10代後半くらいから徐々に老化し始めます。早ければ10代のうちから腰痛や首痛などの症状を訴える人もめずらしくありません。

このように椎間板が早くから衰えていくのには、大きく3つの要因が影響しています。

ひとつは「加齢」です。

椎間板は、人間の体の中でももっとも早く老化が始まる器官のひとつ。幼児期や学童期の子どもの頃はみずみずしく弾力性に富んでいるのですが、そのみずみずしさや弾力は、体のサイズが大人に近づいてくると年々少しずつ失われていきます。その老化現象が早い人だと10代半ばあたりからスタートするわけです。

なお、早々とスタートした老化現象は、その後も加齢とともにじわじわと進んでいきます。20代、30代あたりになると、だいぶ弾力がなくなってきて、椎間板ヘルニアやぎっくり腰などの腰痛を訴える人も出てきますし、50代以降、高齢になってくると椎間板の老化の影響によって脊柱管狭窄症やひざ痛になる人も増えてきます。

このように、椎間板は1年1年歳をとるごとに着実に衰えていき、わたしたちはその衰えとともに関節トラブルを起こしがちになって、徐々に体を思うように動かせなくなっていくものなのです。

ふたつめの要因は「遺伝」です。

椎間板の「強さ／弱さ」にはかなりの個人差があり、それには遺伝要因が大きく影響していることが医学的に突き止められています。すなわち、遺伝的に弱い椎間板を受け継いだ人には、高校生、大学生の若いうちから椎間板ヘルニアなどの腰痛に悩まされるケースが多いのです。

きっと、みなさんの中にも若いうちから椎間板ヘルニアに悩まされてきた人がいらっしゃることでしょう。中には、腰の痛みのために、部活動やスポーツをやめざるを得なくなった人もいるかもしれません。

そういうふうに若い頃から腰痛に悩まされていて、なおかつ親兄弟にも腰痛持ちの人が多いなら、「椎間板が弱い体質」を遺伝的に受け継いでしまっていると見ていいでしょう。

ただ、遺伝要因を持っていなくても、若いうちから腰痛に見舞われる人はたくさんいます。そういう方々には3つめの要因が大きく影響していると考えられます。

3つめの要因は「姿勢」です。

もともと人間の体は、正しい姿勢をとっていればそんなに椎間板に負担がかからないようにできています。S字状にカーブした背骨が体の重みをうまく分散して逃がしてくれるため、いい姿勢をとっていればたいして問題が起こらないようにできているのです。

ところが、いまは姿勢が悪い人がとても多い。

後で改めてご説明しますが、椎間板の衰えるスピードは姿勢の悪い人ほど早まります。頭を前に出したり、背中を丸めていたり、前かがみの姿勢をとっていたりすると、それだけで椎間板にかかるプレッシャーが倍近くに増えることになるのです。つまり、常日頃からそういう悪い姿勢をとっていると、日々プレッシャーの負担が積み重なっていき、椎間板を疲弊させて老化を早めてしまうことになるわけです。

しかも、近年はかなり小さい頃から悪い姿勢の習慣が染みついてしまっている人が少なくありません。人によっては幼稚園や小学校低学年の頃から、長時間うつむき姿勢でスマホをしていたり、長時間やわらかいソファに座ってテレビを観ていたり、長時間体を丸めてゲームをしていたり……。そして当然ながら、早い段階からこういった悪い姿勢習慣を身につけてしまうと、椎間板に負担がたまって疲弊していくのも早まることになります。実際、私の治療院においても、最近は椎間板に支障をきたして腰痛や首痛で来院する人の年齢がどんどん若年化している傾向があります。

とにかく、このように悪い姿勢習慣がついていると、たとえ遺伝要因を持っていなくても、10代後半や20代の若いうちから椎間板を衰えさせてしまい、その後の人生でも腰痛や首痛、ひざ痛などのトラブルを長く引きずっていってしまうようになるのです。おそらく、みなさんの中にも思い当たるフシのある方が多いのではないでしょうか。

「水を含んだスポンジ」のように優秀なクッション・システム

ここで「椎間板とはどういう組織なのか」について、少し説明をしておくことにしましょう。

先にも述べましたが、椎間板は「背骨の椎骨と椎骨との間に座布団のように挟まっているクッション」です。

次ページの図のように、背骨は7個の頸椎、12個の胸椎、5個の腰椎で構成されていて、椎間板はこれらそれぞれの椎骨と椎骨の間に挟まっています。ただし、頸椎のいちばん上の骨だけは特殊な形になっていて椎間板がありません。ですから、頸椎に6、胸椎に12、腰椎に5で、全部合わせて23の椎間板があることになります。

◎背骨と椎間板の構造

背骨を横から見たところ

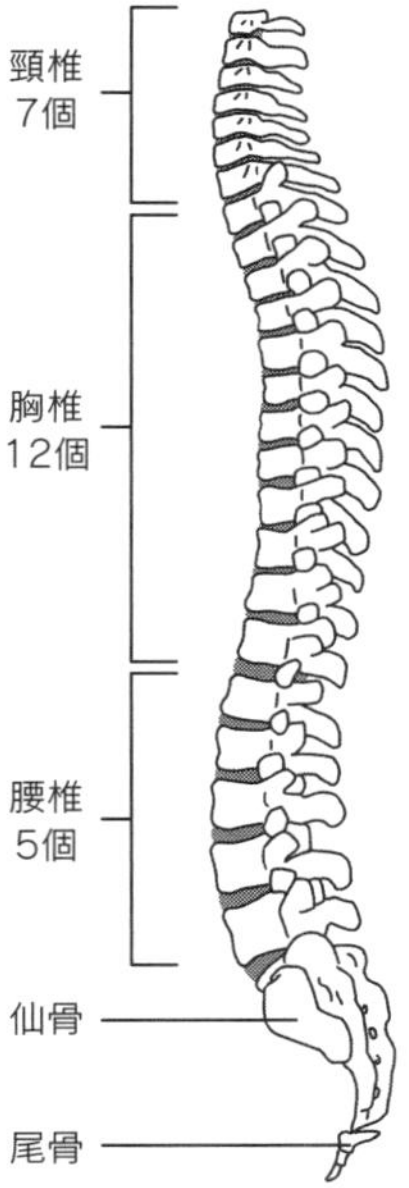

椎間板の基本構造

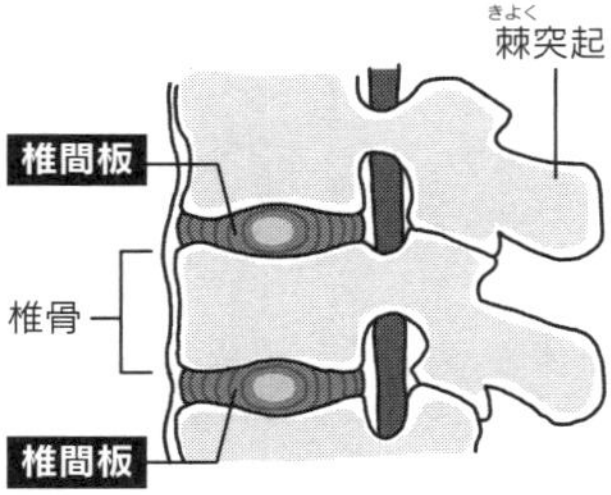

合計24個の椎骨に23個の椎間板が挟まっている

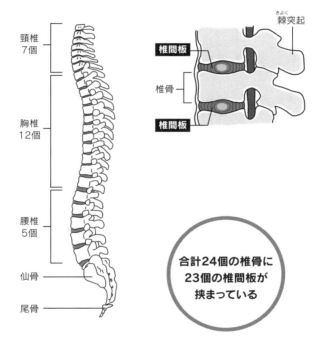

では、ひとつひとつの椎間板はどのような構造になっているのでしょう。

次ページの左上の図は椎間板を縦割りにしてヨコから見たときの図、右上の図は椎間板を輪切りにして上から見たときの図です。

おわかりのように、椎間板は「髄核《ずいかく》」と「線維輪《せんいりん》」の二重構造になっています。中心にある髄核は、ゼリー状の組織で重量の80％は水分で占められています。一方、髄核を守るように取り巻いている線維輪は、コラーゲンを主成分とした線維軟骨でできています。

先にも述べたように、椎間板の最大の役割は、クッションとして背骨にかかる衝撃や重みの負荷をやわらげる点にあります。椎間板は水分を多く含んだやわらかく弾力性のある組織ですので、その弾力を利用して負荷を吸収し、やわらかく受け止めているわけです。

この椎間板クッションのメカニズムは「水を含んだスポンジ」を想像するとわかりやすいと思います。

椎間板のしくみ

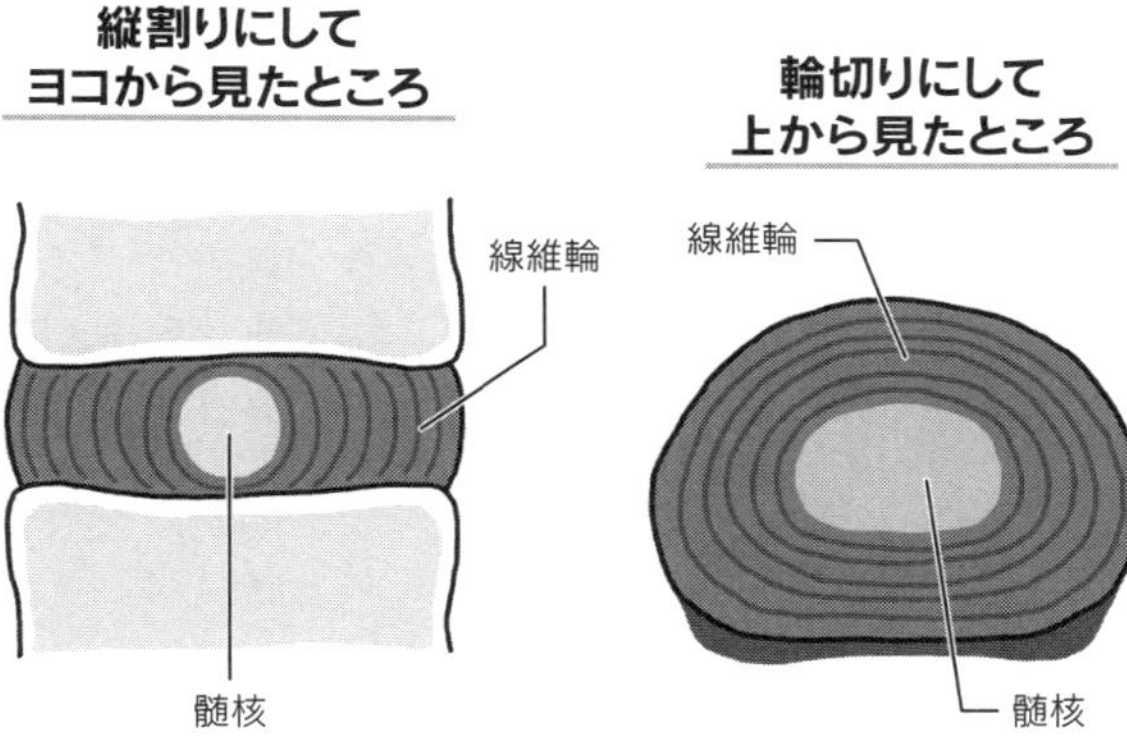

椎間板はスポンジのようなクッション

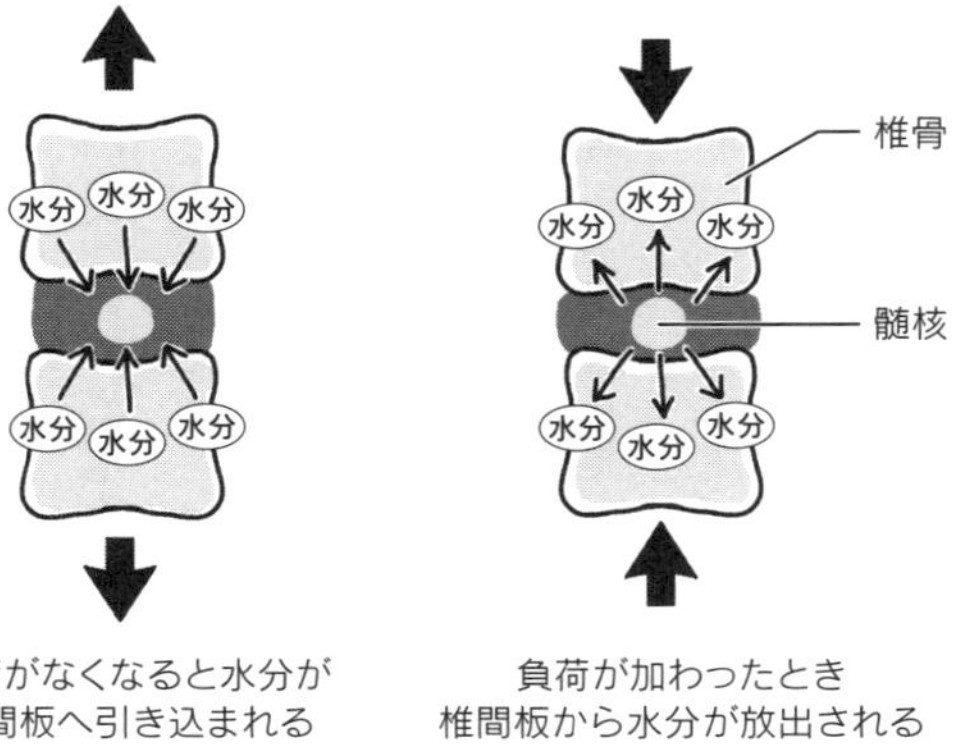
負荷がなくなると水分が

水を含んだスポンジは、手で軽く握りしめて負荷を加えると水分を放出しますよね。でも、握っていた手を放すと負荷がとれて元のかたちに戻り、その際に再び水分を吸収しようとします。

つまり、椎間板にもこれと同じメカニズムが働いていて、背骨に重みや衝撃の負荷がかかったときに水分を周りに放出し、負荷がとれたときに水分を周りから引き込んでいるのです。そして、こうした水分の出し入れによりクッションの弾力性が維持されているからこそ、グッとのしかかってくる重みや衝撃を受け止めることができているわけです。

みなさん、このようなスポンジ・クッション・システムが背骨の椎骨と椎骨の間に23個も挟まっている様子を想像してみてください。こういう柔軟なクッションが23個もついていれば、背骨もしなやかに曲がっていろいろな体の動きに対応できるでしょうし、いきなり大きな重みや衝撃がかかったとしても、すんなりとやわらかく受け止めて対応することができそうですよね。

実際、こうした椎間板の負荷をやわらげるメカニズムは人体力学的にも非常に高機能で優れたものであり、人間は椎間板のクッション・システムを発達させたからこそ、重い脳を支えて直立二足歩行をすることができるようになったのではないかとさえ言われているのです。

椎間板は使い続けるうちにすり減っていく「デリケートな消耗品」

ただ、この「非常によくできたクッション・システム」は、とてもデリケートなつくりになっていて、使い続けているとだんだんクッション機能が低下してくるようになります。先述のように、10代後半という早い段階から老化し始め、歳とともに少しずつ衰えていくわけですね。

じつは、このように椎間板が早く老化するのには、構造的な理由があります。

それというのも、椎間板には血管が通っていないのです。

椎間板は血管が通っていない組織としては人体最大の器官。他の組織や臓器であれば血管のパイプラインがどっかりと敷設されていて、酸素や栄養がどんどん運び込まれてきます。そして、運び込まれてくる酸素や栄養を潤沢に使えるからこそ、組織や細胞が多少ダメージを負ったとしても、再生をしたり修復をしたりといった「工事」を行ない、回復させることができるわけです。

しかし、椎間板では血管のパイプラインが通っていないため、酸素や栄養を大量に運び込むことができません。そして、酸素や栄養がなければ、組織や細胞が疲れてきたり傷ついたりしても再生工事や修復工事を行なうことができないことになります。このため、椎間板は人体の他の組織よりもずっと衰えやすく、ずっと機能が低下しやすいのです。

つまり、椎間板は、長く使い続けるうちに少しずつ少しずつすり減ってしまう「消耗品」のようなもの。しかも、いったんすり減ってしまうとなかなか回復させることが難しい「デリケートな消耗品」なのです。

もっとも、この「デリケートな消耗品」は、その使い方によってだいぶ消耗度が違ってきます。

先にも述べたように、椎間板には起きている間じゅう常に重みのプレッシャーがかかり続けています。さらに、そのプレッシャーは前かがみやねこ背などの悪い姿勢をとっていると倍近くかかるようになり、椎間板を疲弊させてしまうことにつながっていきます。

つまり、普段から悪い姿勢をとっていると椎間板の消耗がどんどん進んでしまい、反対に、普段からいい姿勢をとっていれば椎間板の消耗度がかなり抑えられることになるのです。

ですから、わたしたちは椎間板のクッション機能をできるだけ消耗させないように、普段から姿勢に気を遣っていかなくてはなりません。代えのきかない「デリケートな消耗品」をこれ以上すり減らしてしまうことのないように、大事に大事に扱っていかなくてはならないのです。

背中を丸めたデスクワークは椎間板に1・85倍の負担をかけている

姿勢によって腰の椎間板にかかる負担がどれくらい変わるのかを調べた研究データがあるので、ここでちょっとご紹介しておきましょう。

次のページをご覧ください。

まず、まっすぐきれいな姿勢で立っている状態において、腰の椎間板にかかる負担を1・0倍とします。これが基本形①です。

しかし、②のように20度の礼をしている状態だと、まっすぐ立っているときに比べて1・4〜1・5倍の負担が椎間板にかかることになります。頭や上体が前方へ出ると、それだけで椎間板への重圧がグッと高まってしまうわけです。

◎ 姿勢別・腰の椎間板にかかる重圧

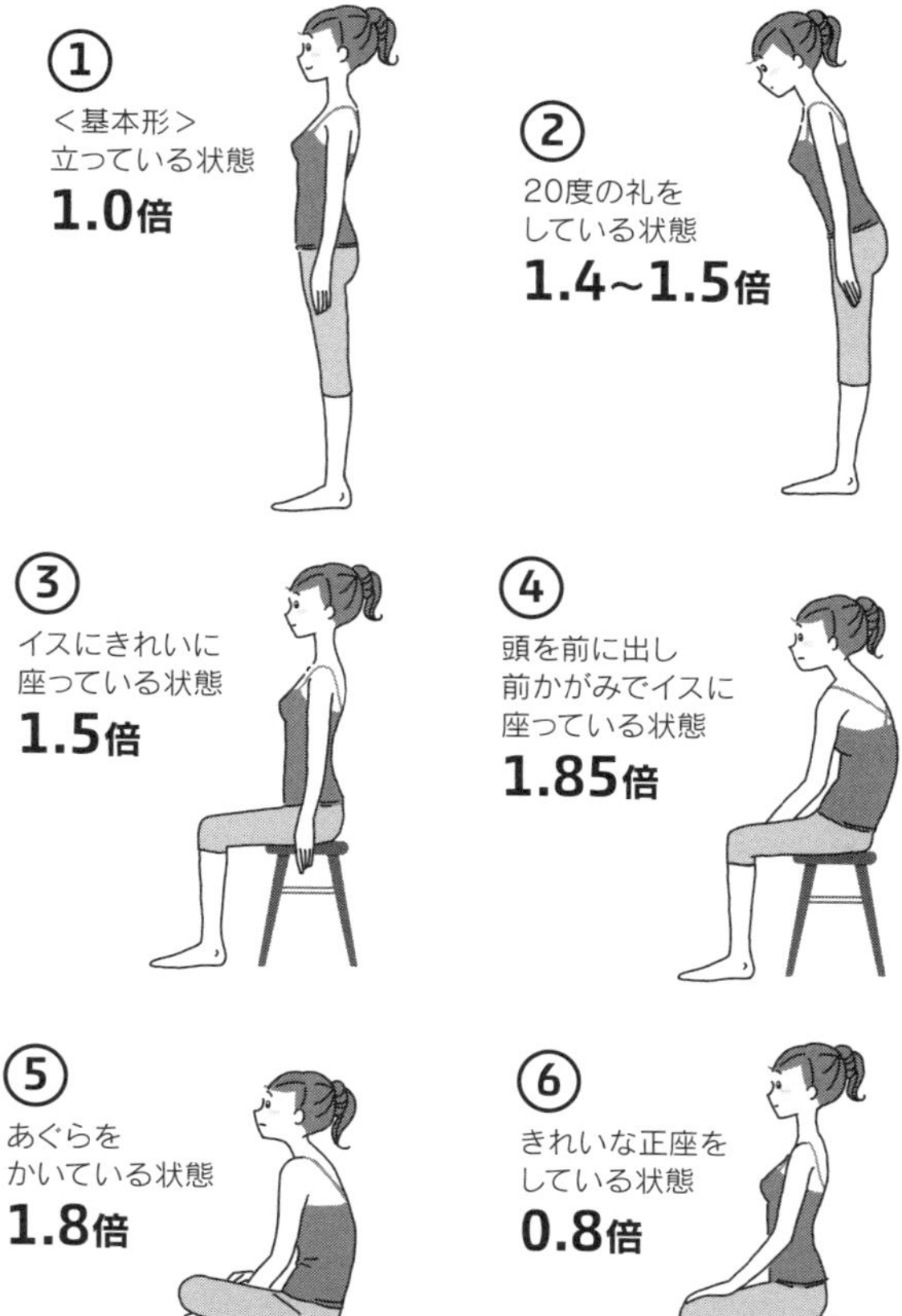

では、座ったときはどうでしょう。

③のようにイスにきれいに座っている状態では、腰の椎間板にかかる負担は立っているときの1・5倍。長く座り続けるのはたいへん腰に悪いのですが、たとえきれいな姿勢で座っていたとしてもこれだけの負担が腰にかかっているわけですね。

さらに、④のように頭を前に出し、背中を曲げた悪い座り姿勢になると、椎間板への負担は1・85倍にまで増します。長い時間パソコンを打つなどのデスクワークをしていると、知らず知らずのうちにこういう姿勢をとってしまうことが多いもの。こういった習慣がいかに腰の椎間板を疲弊させてしまうかがおわかりいただけるのではないでしょうか。

ちなみに、床に座っているときは、⑤のようにあぐらをかいた状態だと1・8倍。あぐらだとどうしても背中が曲がり、腰の椎間板に負担がかかってしまうのです。もっとも、⑥のようにきれいな正座をしているときは0・8倍であり、立っているときよりも椎間板にかかる負担が少ないことがわかります。しっかり背すじを伸ばして居住まい正しく座る正座は、腰にはけっこうおすすめなのです。

①〜⑥を見てみなさんお気づきだと思いますが、頭や背中を伸ばして姿勢をまっすぐにキープしているときは、それほど腰の椎間板に負担がかかっていません。一方、頭や上体を前方へ傾けたり、背中や腰を丸めて前かがみになっていたりするときは腰の椎間板に大きな負担がかかっています。

これはいったいどういうことなのか。

次ページのイラストは、「まっすぐ姿勢」のときと「前かがみ姿勢」のときの椎間板の状態を表わした模式図です。

この図では圧力のベクトルを「手」で表現していますが、上のイラストのように、上下まっすぐの方向からかかる荷重プレッシャーには椎間板はわりと強いのです。一方、下のイラストのように、体を屈曲させたかたちでかかってくる荷重

◎椎間板にかかる圧力

まっすぐ姿勢のときの椎間板の状態

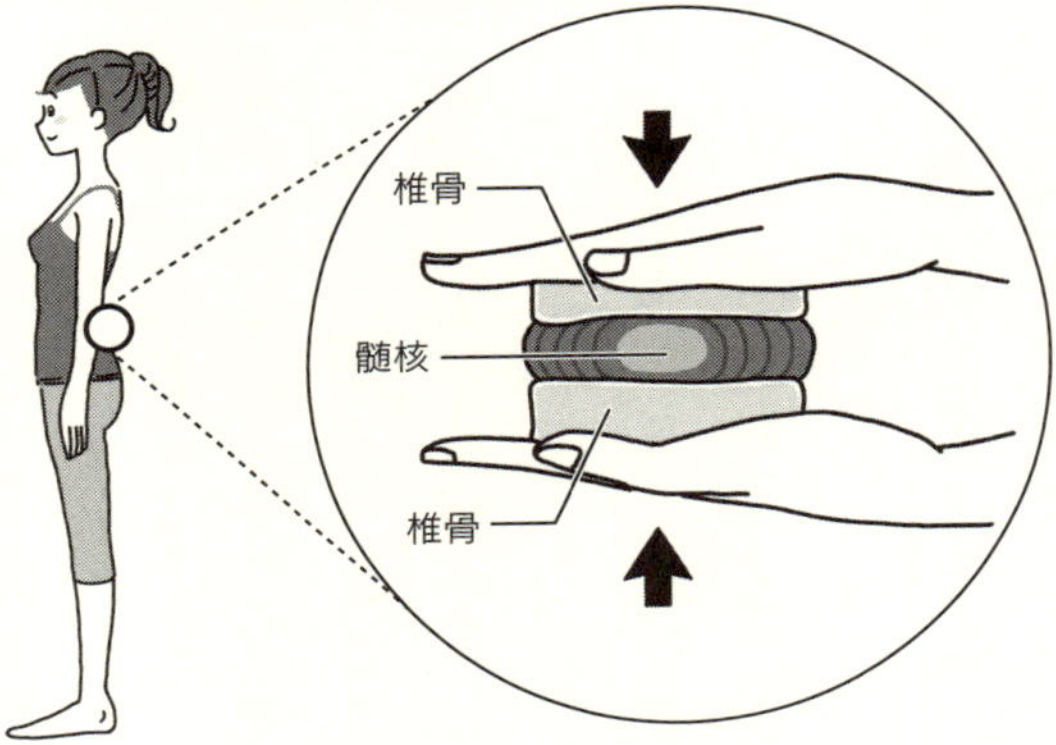

前かがみ姿勢のときの椎間板の状態

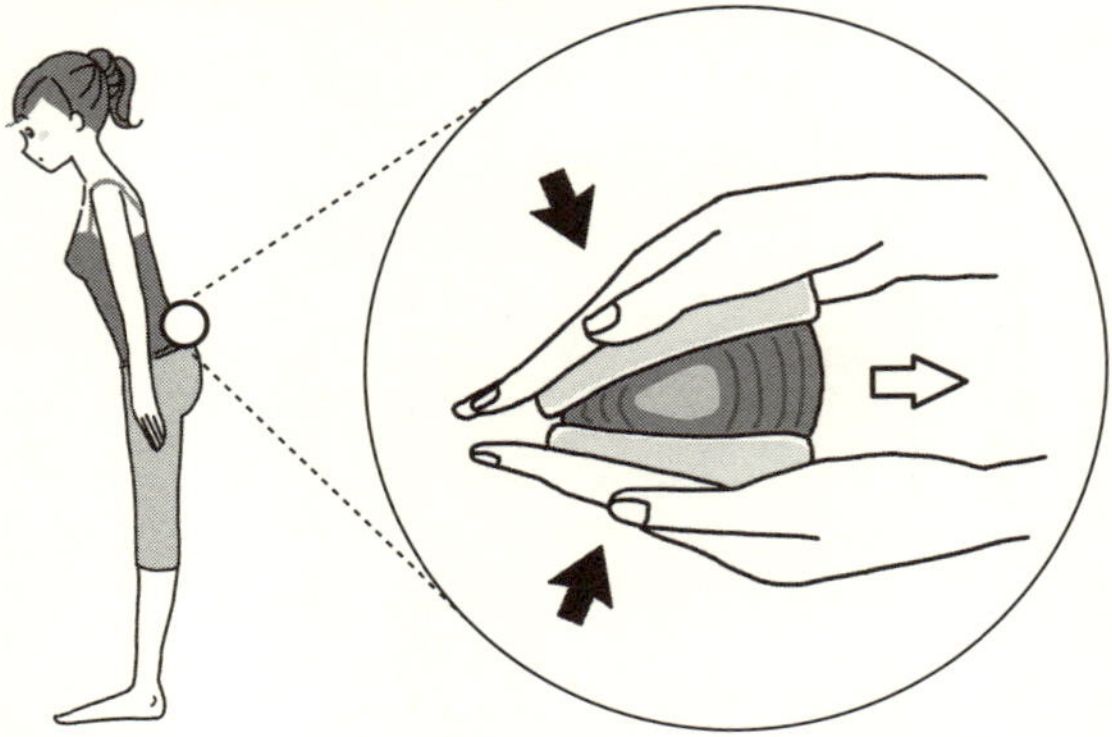

プレッシャーにはたいへん弱い。頭を前に出したり背中を丸めたりして前かがみ姿勢をとっていると、この図と同じように、椎間板の前方にのみ集中的に重圧がかかってきて、椎間板の髄核や線維輪がぐしゃっと歪《ゆが》められたようなかたちになってしまいます。そして、常日頃からこうしたプレッシャーを受けていると、ただでさえ疲弊しやすい椎間板がよりいっそう疲弊しやすくなってしまうというわけです。

ちなみに、みなさんはファストフード店でハンバーガーを食べるとき、「かぶりついた拍子にバーガーの中身が後ろ方向へはみ出てしまう」という経験をされたことはありませんか？

あれなどは、まさに38ページの下のイラストと同じですね。1か所に強い圧力を受けたために、椎間板の中身が歪み、後ろ方向へとグイッと追いやられてしまっているわけです。ハンバーガーにかぶりついたときと同じように椎間板の内容物が後ろ方向へはみ出してしまえば、まさに椎間板ヘルニアと一緒の状態となります。

ともあれ、「まっすぐ姿勢」のときと「前かがみ姿勢」のときとでは、これほどまでに椎間板にかかるプレッシャーが違うのです。普段から頭を前に出したりうつむいたりしていれば、頸椎の椎間板がどんどん弱体化していきますし、普段からねこ背でいたり背中を丸めてデスクワークをしていたりすれば、腰椎の椎間板がてきめんに弱体化していきます。

つまり、椎間板の機能を問題なく保っていけるかどうかは姿勢次第。普段の姿勢にちょっと気をつけているかいないかで、椎間板の消耗度や老化度が非常に大きく違ってきてしまうことになるわけです。

椎間板は沈黙の器官。SOSを発さないままじわじわと弱っていく

椎間板は、ある意味「沈黙の器官」です。

非常に老化するのが早いのにもかかわらず、ほとんどの人はそれが進行していることに気づきません。

そして、気づかないうちにかなり椎間板を消耗させてしまい、首痛、ぎっくり腰、椎間板ヘルニアなどのトラブルが発覚したときに、その「衰え」を思い知らされることになるのです。

先ほど、椎間板を「水を含んだスポンジ」にたとえましたが、椎間板の老化や衰えは、そのスポンジのみずみずしさや弾力性が失われていくようなものと捉えるといいでしょう。

すなわち、若いうちはみずみずしく弾力のあったスポンジが、歳を重ねるにつれ少しずつ水分が失われ、じわじわとカサカサになっていくのです。カサカサになってくれば、当然弾力もなくなりますし、次第に背骨にかかる重みや衝撃を受け止めきれなくなってきます。

すると、若い頃は厚みのあった椎間板が次第に荷重プレッシャーに負けて押し潰されてきて、だんだん薄くなってきます。これにより身長が縮んでくることもめずらしくありません。

また、このように椎間板全体が押し潰されて薄くなってくると、椎間板内部の髄核も次第にかたちが歪められてくるようになります。若い頃はまん丸の球形をしていた髄核が、全体が薄くなるにつれてだんだん楕円形状に押し潰されてくるのです。

さらに、その後も大きなプレッシャーがかかり続けていると、線維輪がヒビが入ったように裂けてきて、その方向に髄核が押し出されていくようになります。みなさんおわかりのように、この状態が進行して、髄核が線維輪を突き破って外部へはみ出してしまった疾患が椎間板ヘルニアです。

ところが、こういった衰えのプロセスの中で「痛みなどの症状」がどれくらい

◎ 椎間板の老化の進行プロセス

正常な状態

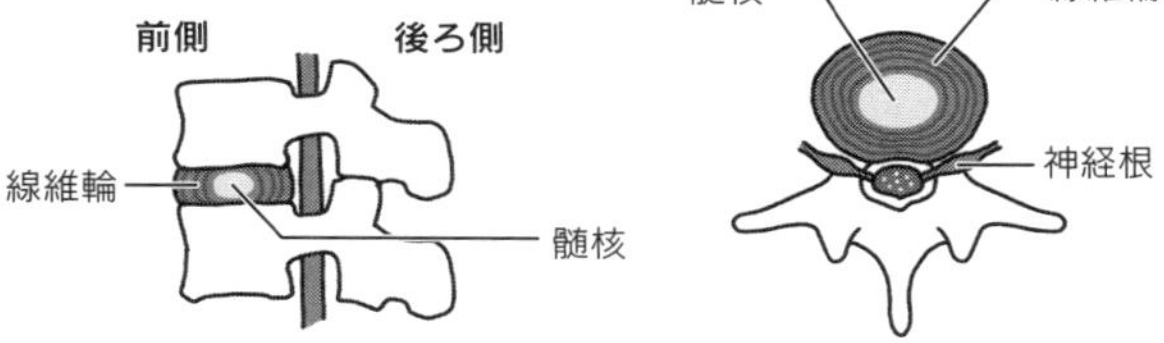

椎間板がプレッシャーにより潰れてきた状態

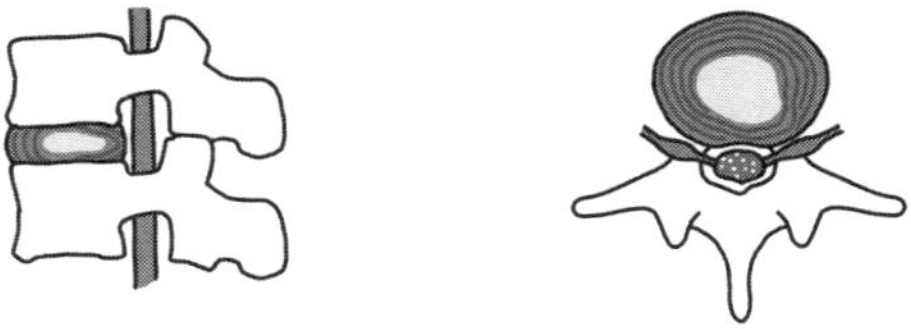

髄核が潰れ、「椎間板症」と呼ばれる
鈍い痛みの症状が出る場合もある。

椎間板が潰れて髄核が外へはみ出した状態（椎間板ヘルニア）

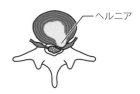

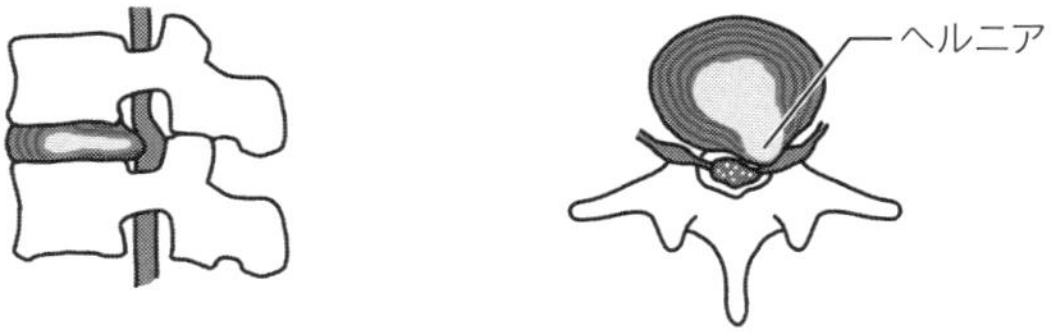

はみ出した髄核（ヘルニア）が神経に触れると、
激しい痛みを引き起こすことになる。

の段階で現われるのかというと、かなり状態が悪化するまで何の症状も現われないのです。

椎間板がぺちゃんこになるくらいまで押し潰されてくると、椎間板症といって腰に重だるい痛みを訴えるようになる場合もあります。それに、椎間板ヘルニアに陥ってはみ出た髄核が神経を刺激するようになれば、しびれるような激痛に襲われることにもなります。

しかし、こういった症状が現われるまでは、椎間板は沈黙したままほとんど何のSOSも発しません。

だから、沈黙の器官。椎間板という器官は、何の兆候もないまま年々じわじわと衰えていってしまい、いざ痛みなどの症状が現われたときには、すでにかなり弱ってしまっていることが多いわけです。

椎間板が衰えやすいのは、直立二足歩行をする人間の宿命だった！

私は、椎間板という器官は「人間という動物の最大の弱点」なのではないかと考えています。

だってみなさん、考えてみてください。

脊椎動物であれば、どんな動物でもみんな椎間板を持っています。ただ、多くの脊椎動物の中でも体をタテにして直立二足歩行をする動物は人間だけです。他の多くの動物は体をヨコにして四足歩行をしているわけですが、そうやって背骨をヨコにした状態で四本足で歩いている分には、椎間板にほとんど負担がかかりません。体をヨコにしていれば、背骨の椎間板に体重や衝撃がまともにかかることはないのです。

つまり、人間の場合は、直立二足歩行を獲得し、体をタテにして活動するようになったことで、体の重みがまともに背骨の椎間板にかかるようになってしまったわけです。

おそらく、わたしたち人間は、直立二足歩行を獲得したことによって、「椎間板」という大きな弱点を抱えることになってしまったのでしょう。他の動物の椎間板の構造を見る限り、もともと椎間板は、背骨を柔軟に動かし体幹を柔軟に動かすために発達した組織であり、体の重みを一手に引き受けて支えるのにはあまり向いていません。しかし、人間の場合は、体をタテにして活動するようになったばかりに、(向いていないのにもかかわらず)否応なく体の重みを一手に引き受けざるを得なくなってしまったわけです。

しかも、人間という動物は、まっすぐ直立して歩くだけならまだしも、前かがみになったり背中を丸めたりして、「椎間板によりいっそうの荷重負担が加わりやすいポーズ」を年がら年じゅうとっています。言わば、椎間板が自分たちにとっての「弱点」なのにもかかわらず、その弱点をよりいっそう悪化させてしまうような行動をとっているわけですね。

みなさん、いかがでしょう。

このように考えれば、わたしたちの椎間板が衰えやすいのも「無理のないこと」のように思えてくるのではありませんか？

きっと、椎間板の衰えやトラブルに悩まされがちなのは、直立二足歩行をするようになった人間の宿命なのでしょう。

そして、だからこそわたしたちは「椎間板は人にとってのウィークポイントなんだ」ということをしっかりとわきまえたうえで椎間板を大切に扱っていかなくてはなりません。すなわち、「椎間板が衰えやすい」という〝生き物としての宿命〟をしっかりと受け入れたうえで、日々体を動かして生きていくようにしなくてはならないのです。

知ってた？ 椎間板だけは どんな一流アスリートでも鍛えることができない

「椎間板が人間のウィークポイントである」という話をもう少し続けましょう。

みなさんは超有名なアスリートの中にも腰痛に悩んでいる人が少なくないことをご存じでしょうか。

オリンピックでメダルを獲《と》るようなアスリートにも、一線で活躍しているサッカー選手やプロ野球選手にも腰痛持ちは少なからずいます。私はプロ野球・千葉ロッテマリーンズのメディカル・アドバイザーをしているのですが、マリーンズにも腰痛に苦しんでいる選手が何人もいます。

彼らはみな、鍛えることができる部分は、これ以上鍛えられないというくらい完璧に鍛え上げています。腰周りの筋肉など、ギリシャ彫刻のように見事に鍛えていますし、靭帯《じんたい》や関節可動域なども、痛めたりケガをしたりすることのないようにしっかりとケアしています。もちろん、ボディケアだけでなく、食事や睡眠などのケアにも余念がありません。

しかし、それだけやっていても腰痛にはなる。そして、その原因こそ「いくら鍛えても椎間板の弱さだけはカバーできない」からなのです。

筋肉と違って椎間板は「鍛える」ことができません。先にも述べたように椎間板は「消耗品」です。一流のアスリートでも、もし椎間板を消耗させて弱らせてしまっていれば、椎間板の機能を大幅に回復させるのはほぼ不可能。たとえ周りの腹筋や背筋を強く鍛えたとしても、椎間板だけは「弱いまま」の状態として残ってしまいます。

つまり、どんなに強靭な体の持ち主でも、どんなに筋骨隆々に鍛え上げた人でも、「椎間板というウィークポイント」だけはカバーできていないことが多いものなのです。

いちばん典型的な例はボクサーでしょう。

私が過去に診てきた腰痛の患者さんには、元世界チャンピオンの内藤大助さんや現役世界チャンピオンの井上尚弥《なおや》さんなど、ボクシングの選手が大勢いらっしゃいます。

その理由は、ボクシングが前傾姿勢をとって行なうスポーツだから。ボクシングはパンチを繰り出すのもガードをするのも前かがみの姿勢をとって行なうのが基本です。ですが、先にも述べたように、普段から上体を倒して前かがみの姿勢をとっていると、腰の椎間板に大きな負担がかかることになります。だから、ボクサーの方々はみなこれでもかというくらい筋肉を硬く鍛え上げているのに、椎間板に関してはかなり弱らせてしまっていることが多い。たとえ世界チャンピオンに上り詰めるような人でも、椎間板のみ「唯一鍛えられていない弱い部分」として残ってしまっていることが多いのです。

腰痛は、筋トレで筋肉を鍛えても治らない

ところで、アスリートに腰痛に悩まされている人が多いのには、〝筋トレを行なって腰を鍛えれば何とかなる〟という誤解をしていることが大きく影響しているように思います。

これに関してはアスリートに限らず一般の方々にも誤解をしている人が多いので、ちょっと述べておくことにしましょう。

腰痛は、筋トレで腹筋や背筋をつけても治りません。

わたしたちの腰をメインで支えているのは背骨の腰椎であり、腰痛はその腰椎に挟まっている椎間板の「支える力」が弱まってきたことによって発生します。すなわち、腰痛を引き起こしている原因は「筋肉の弱さ」ではなく、「椎間板の弱さ」なのです。

筋肉ではなく椎間板に問題があるのですから、いくら筋トレで腰の筋肉を強化

したところで無駄ということになります。アプローチするポイントが根本的に間違っているわけですから、どんなにがんばっても一向に腰痛がよくなることはありません。

むしろ、腰に痛みがあるのに無理して筋トレを行なうと、かえって椎間板の状態を悪化させてしまうことにつながります。実際、私の治療院には、腰の痛みをごまかしながら筋トレを行ない、腰痛症状をみすみす悪化させて来院する患者さんも大勢いらっしゃいます。

だから、腰痛症状があるときに筋トレをするのはまったくの逆効果なのです。

私は、筋肉は基本的に、歩いたり走ったりするために必要な量さえあれば十分だと考えています。スポーツ競技やボディビルのためにたくましい筋肉をつけたいのであれば筋トレをするのも構いませんが、目的が「腰痛予防」や「体の健康維持」ということにあるのであれば、別にそんなにがんばって筋肉をつける必要はありません。

つまり、大事なのは「筋肉」よりも「関節」。腰痛を治し、腰をなめらかに動かしていくには、腰椎などの関節をスムーズに動かしていくことが不可欠であり、そのためには「椎間板という弱点」をしっかりとフォローする手立てを講じていく必要があるのです。

これ以上消耗させないための「使い方のコツ」をマスターする

では、わたしたちはこの「椎間板という弱点」に対して、どのようなスタンスで向き合っていけばいいのでしょう。

椎間板はたいへん衰えやすいのにもかかわらず、筋肉のように鍛えることができません。では、椎間板が年々衰えていくのを、指をくわえて見ているしかないのでしょうか。年々腰の状態が悪くなっていくのを、何もできないまま黙って見過ごしているしかないのでしょうか。

いいえ、それは違います。

椎間板という器官は、その機能を若返らせることはできませんが、それ以上老化や衰えが進まないようにすることはできます。椎間板の使い方やケアの仕方のコツをマスターすれば、老化や衰えを遅らせて、健やかな状態で椎間板を長持ちさせていくことができるのです。

要するに、使い方次第で「弱点」をカバーしていけるのだということ。

先ほど椎間板のことを「消耗品」だと申し上げましたが、消耗品には、これ以上消耗させないようにするための使い方のコツというものがあります。消しゴムにだって歯ブラシにだって、摩耗するのを抑えて長持ちさせるための使い方のコツがあるもの。それと同じように、椎間板にも「こういうふうにつき合っていけば、消耗を遅らせて長持ちさせることができますよ」という使い方のコツがあるわけです。

そして、そうしたコツをしっかりと身につけて椎間板と正しく健やかにつき合っていけば、わたしたちは、椎間板の弱体化を防ぎ、腰痛をはじめとしたトラブルを未然に防いでいくことができる。すなわち、「椎間板という決定的な弱点」を克服し、痛んだりしびれたりすることのない「スムーズに動く体」をキープしていくことができるのです。

それに、椎間板を健全に使うことによってもたらされる恩恵は、単に「痛まない体」「動ける体」を保っていけるというだけではありません。後で改めて述べますが、椎間板を調子よく使えるようになると、血液の流れがよくなったり神経の流れがよくなったりするなど、じつにさまざまな健康効果が得られるようになってくるのです。

私は、椎間板を正しく健やかに使っていけば、人生の後半戦をより幸せに、より健康に長生きしていけるようになると考えています。椎間板という「弱点」をカバーしていけるかどうかは、わたしたちの人生の健康にそれくらい大きな意味を持っているのです。

ですからみなさん、椎間板の使い方を見直し、椎間板をより健やかな状態でキープし続けていくようにしてください。

どのような使い方のコツを身につければいいのかについては後の章でくわしくご紹介していきます。それらのコツを身につけて、「衰えやすい消耗品」をびっくりするくらい長持ちさせていくようにしましょう。

繰り返しますが、椎間板はわたしたち人間の「最大の弱点」のようなもの。ただ、その弱点をカバーするコツを身につけるかつけないかで、わたしたちの健康の行く末は大きく変わってくるのです。

さあみなさん、もうこれ以上椎間板を衰えさせてしまってはダメ。これからの人生を健康で幸せなものにしていくためにも、「弱点」をしっかりとカバーしていくようにしましょう。

第2章

腰痛も肩こりもひざ痛も
みんな「椎間板」から
治すことができる!

椎間板の不調がどれだけ体のパフォーマンスを下げているかを把握しよう

前の章をお読みいただいて、椎間板がわたしたちにとっていかに大切なものであるか、また、椎間板がいかに衰えやすいものであるかについては十分おわかりいただけたのではないかと思います。

ただ、椎間板の衰えや不調が具体的にどういった疾患につながるのかというと、まだその輪郭をはっきり描けない方もいらっしゃるかもしれません。この章ではこうした「椎間板トラブルによって引き起こされる疾患」について見ていきたいと思います。

椎間板の衰えが原因になっている疾患はけっこうたくさんあります。

ここでは、椎間板ヘルニアや脊柱管狭窄症などの腰痛疾患をはじめ、首痛、ひざ痛、足のしびれ、冷え症といった代表的な疾患を取り上げて紹介していくことにしましょう。

椎間板の衰えがもたらす影響は、「病名がついている疾患」だけにとどまりません。たとえば、「この頃、周りから老けて見られるようになってきた」「体が重く感じられるようになってきた」「近頃、下腹や太ももに無駄な脂肪がつくようになってきた」といったような、〝なんとなく感じる衰えや不調感〟にもつながっている可能性が大きいのです。

これらをご覧いただけば、「椎間板の老化や衰えが、いかにわたしたちの体の健康パフォーマンスを引き下げているか」が改めておわかりいただけるのではないでしょうか。

ですからみなさん、こうした「椎間板の力を落としてしまうことの怖さや影響の大きさ」をしっかりと把握し、後で紹介するケアやハウツーに取り組んでいくようにしてください。そしてそのうえで、自分の椎間板の力をできるだけ高いレベルで長持ちさせていくようにしましょう。

「椎間板ヘルニア」は重圧に耐えられなくなった椎間板の悲鳴だった

椎間板がらみの疾患で、もっともよく名前が知られているのは「椎間板ヘルニア」で間違いないでしょう。

「ヘルニア」とは「はみ出す」という意味。椎間板ヘルニアはタテの荷重プレッシャーによって椎間板が押し潰され、髄核が線維輪を突き破って外へはみ出すことで発症します。はみ出した髄核が脊髄から伸びた神経に触れるために、しびれるような激痛が引き起こされるのです。

椎間板ヘルニアでもたらされる症状は、しばしば「咳《せき》やくしゃみをするとズキンと響くような痛み」「腰にビリビリッと電流が走るような痛み」などと表現されます。また、腰だけでなく、お尻や足にもしびれや痛みなどの症状が現われることが少なくありません。腰椎の脊髄から出た神経は足方面へと長く伸びているため、腰椎部分で神経の根元部分が刺激されるたびにお尻や足にも症状が現われるのです。

先にも述べたように、人の椎間板は10代後半というかなり早い段階から老化を始めています。年々みずみずしさや柔軟性が失われ、日々の荷重プレッシャーによって次第に椎間板が押し潰されてくるのです。

押し潰された圧力で髄核がひしゃげたように変形してくると、「椎間板症」といって腰に鈍い痛みやだるさを感じるようになる場合もあります。椎間板症は、椎間板ヘルニアの前段階症状のようなもの。この段階の異常はレントゲン撮影では捉えられにくく、整形外科を受診しても「異常なし」と診断されてしまうことが少なくありません。ただ、何も手を打たずに放っていると、椎間板の疲弊はじわじわと進行していくことになります。

そして、過剰なプレッシャーにいよいよ耐えきれなくなると、髄核が線維輪を突き破って外へ飛び出してしまい、椎間板ヘルニアの症状をもたらすことになるわけです。

なお、椎間板ヘルニアはぎっくり腰（急性腰痛）をきっかけに見つかることが少なくありません。「これまで多少腰にだるさや疲れを感じていたけど、〝たいしたことない〟と思っていた……それが、不意打ちのようにぎっくり腰に見舞われて、病院で診てもらったら椎間板ヘルニアだと言われた」――といったパターンで判明することが多いのです。

このため、患者さんの中には椎間板ヘルニアに対して「わりと急になるもの」「重いものを持ったときなどに急に悪化するもの」といったイメージを持っている人も少なくありません。

しかし、これは誤った捉え方です。椎間板ヘルニアは長い時間をかけてダメージが蓄積された結果起こるもの。過剰なプレッシャーに耐えて何年何十年とがんばってきて、〝さすがにもうがんばれない……ギブアップだ〟となったときにヘルニアが飛び出てしまうわけです。ですから、ヘルニアが発症したときの激痛は、重圧に耐えきれなくなった椎間板の〝最後の悲鳴〟のようなものだと考えていいでしょう。

それと、椎間板ヘルニアには、「前かがみの姿勢をとると痛みが増す」という大きな特徴があります。

これは、前傾姿勢をとると腰の椎間板の前側に圧がかかって、髄核が後ろへはみ出しやすくなり、神経に触れやすくなることが影響しています。先に「ハンバーガーにかぶりついたときの例」を挙げたように、前側の1か所に圧が集中すると、内容物が後ろへ押し出されていってしまうわけですね。

このため、普段から前かがみの姿勢をとることの多い人は、椎間板ヘルニアになりやすく、症状をこじらせやすい傾向があります。たとえば、長時間座り続けるデスクワーカーやドライバー、中腰になることの多い介護士さんや保育士さん、立ちっぱなしで上体をかがめる美容師さんや歯医者さんなどは要注意です。

また、長い時間やわらかいソファでくつろぐ習慣のある人もリスク大。ふかふかのソファに長く座り続けるのは頭では気持ちよく感じていても、腰の椎間板には苦行を強いているようなもの。ソファに体を沈めると腰が深く曲がり椎間板の前側に集中して圧がかかることになるため、ヘルニアがたいへん進みやすくなってしまうのです。

さらに、「台所仕事をするときに前かがみになる」「お風呂で体を洗うときに低いイスに座って体を丸めている」といった日常のちょっとした習慣も、椎間板ヘルニアを進ませやすくする要因となることがあります。

とにかく、椎間板ヘルニアの人にとって、「前傾姿勢をとる」「腰を深く曲げる」「体を丸める」といった体の動きは痛みにつながるNG行動。状態が悪化してくると、ちょっと体重を前に乗せただけで痛みが走るようになり、「おじぎができない」「洗面台で顔を洗うこともできない」「身をかがめて靴下やズボンを穿《は》くことができない」「5分も座ることができない」といったように、日常生活に

◎ 椎間板ヘルニアは前かがみ姿勢で痛みが増す

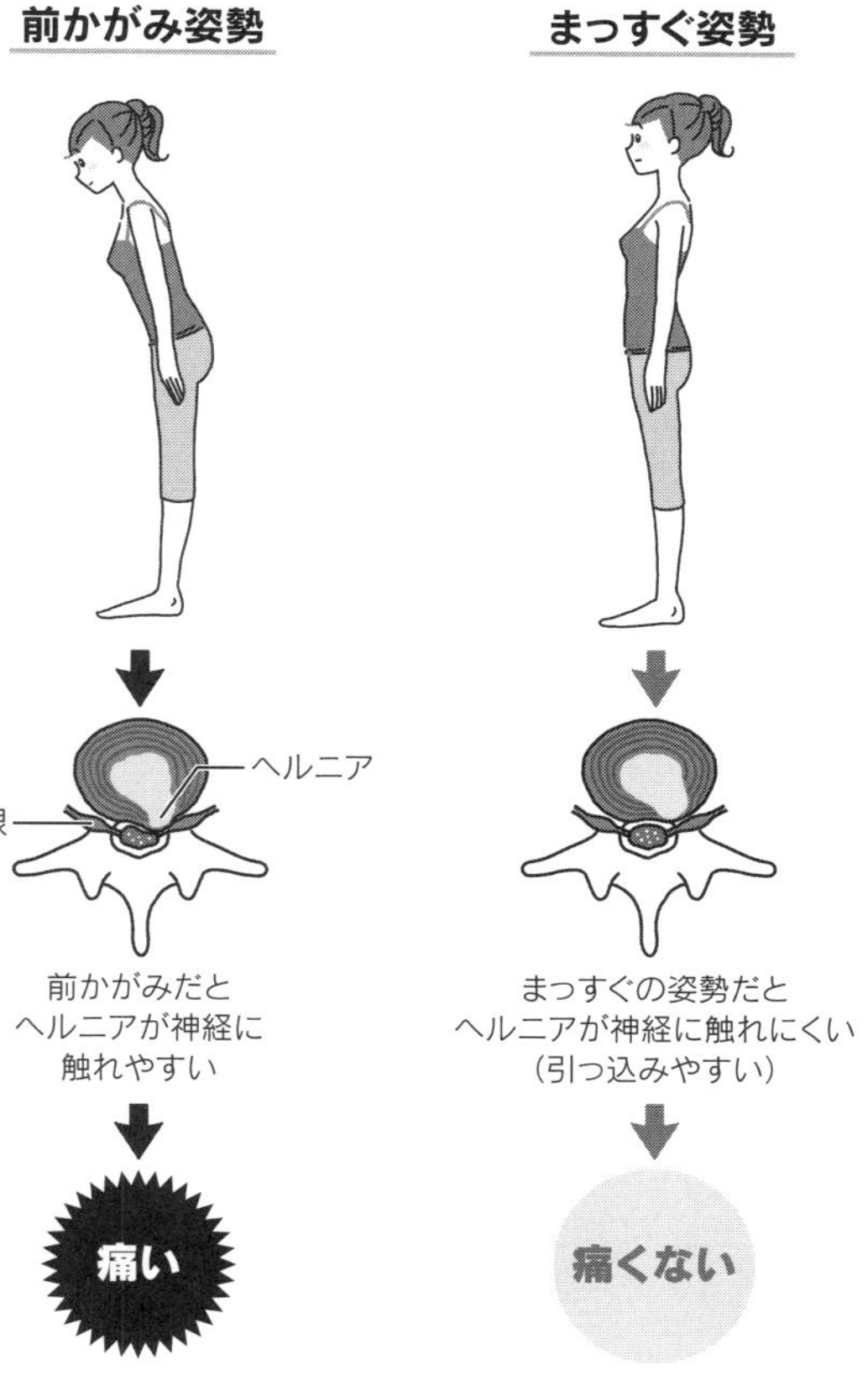

支障をきたすようになっていってしまうことが多いのです。

もっとも、このように厄介な疾患ではあるものの、治すことができないわけではありません。

椎間板ヘルニアは、はみ出た髄核が神経に触れていなければ症状を発することはありません。そして、仙腸関節《せんちょうかんせつ》などの他の関節の動きをよくしたり体重を乗せるポイントを変えたりしていけば、椎間板にかかるプレッシャーを軽減させて、はみ出た髄核を神経から引き離していくことができる。すなわち、髄核を線維輪の内側の「元のさや」に引き戻して、痛みやしびれなどの症状をすっきりと解消させていくことが十分に可能なのです。

なので、椎間板ヘルニアはちゃんと治すことができる。しかも、セルフケアによって自力で治していくことが可能なのです。そのケアのノウハウについては、後ほど改めてご紹介することにしましょう。

「脊柱管狭窄症」を治すカギも椎間板が握っている

次は、脊柱管狭窄症です。

椎間板ヘルニアと脊柱管狭窄症は、わたしたちを悩ませる「二大腰痛」です。もっとも、椎間板ヘルニアが10~50代の比較的若い世代に多いのに対し、脊柱管狭窄症は50~80代の高齢者世代に多くなるため、このふたつの腰痛をまったく別のものと捉えている人も少なくありません。

しかし、このふたつの腰痛は、じつは「椎間板の衰え」という点でつながっているのです。

そもそも脊柱管狭窄症は、脊柱管という背骨の内側の管が狭くなり、その中を通る神経が圧迫されることによって起こる腰痛です。脊柱管内の神経圧迫により、腰の痛み、足のしびれが起こり、歩行中に症状が出て休み休みでないと歩けなくなることもあります。

では、いったいどうして、この脊柱管狭窄症に椎間板の衰えが関係してくるのでしょうか。

椎間板ヘルニアになると、椎間板が押し潰されて髄核が後方へ追いやられることは先ほども述べました。これは、椎間板の前側から後ろ側に向けての圧が高まっている状態です。このように椎間板の後方への圧力が高い状態が長年にわたって続くと、次第に脊柱管にも圧力がかかり、脊柱管内部がだんだん狭くなっていってしまうのです。

それに、椎間板が疲弊して押し潰されてくると、腰椎後方の棘突起、横突起などのパーツがガタついて不安定になり、この状態が長年にわたって続くと、後方の骨が前方へせり出すように変形してくるようになります。これは、椎間板が地盤沈下したことにより、後方で支えていた堤防（棘突起・横突起）が不安定になり前側へと倒れ気味になってくるようなもの。すると、その後方からせり出してきた骨によって、だんだん脊柱管が圧迫され狭まってくるようになるのです。

◎脊柱管狭窄症の起こるしくみ

正常

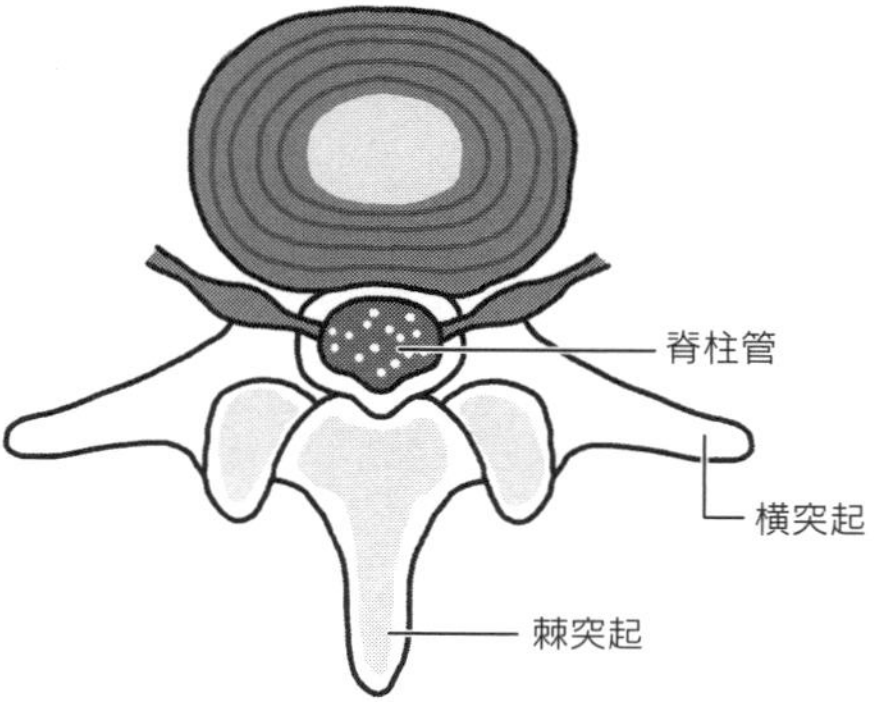

脊柱管狭窄症

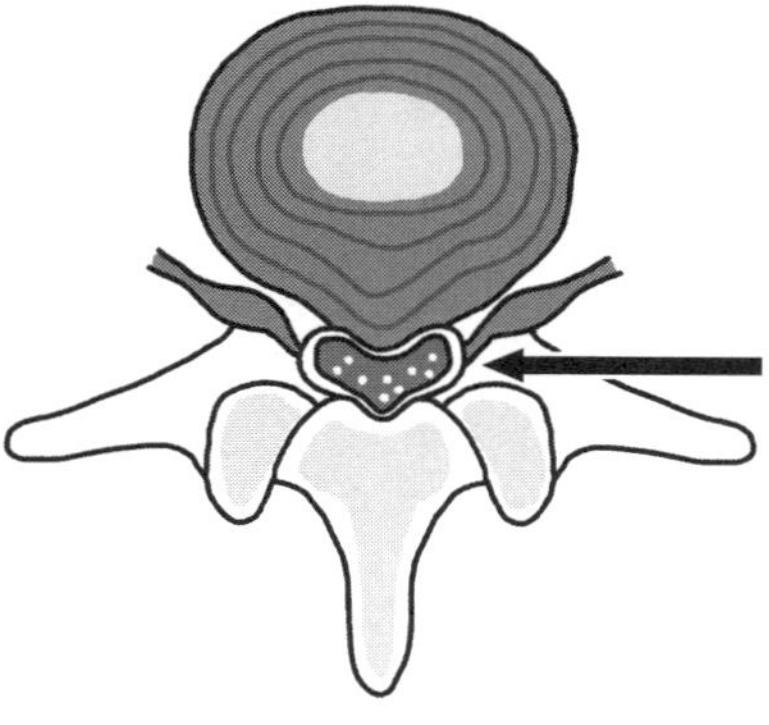
脊柱管が圧迫されて狭くなっている。そのために中の神経が刺激され、痛みやしびれなどの症状が引き起こされる。

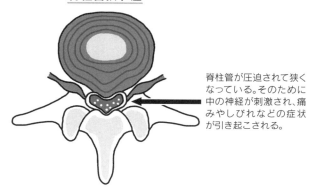

つまり、椎間板ヘルニアによって椎間板が疲弊してくると、脊柱管は前からも後ろからも圧力をかけられて、「はさみ撃ち」にされたような格好になってしまうわけですね。そして、長年にわたりこの「はさみ撃ち」を受け続けていると、脊柱管が年々狭められ、それとともに内部の神経が圧迫されるようになっていってしまうわけです。

ですから、こうした観点で見れば、脊柱管狭窄症は「椎間板ヘルニアによる椎間板疲弊によって起こる」と言ってもいいのです。

実際、脊柱管狭窄症の患者さんには椎間板ヘルニアを併発している方がとてもたくさんいらっしゃいます。また、いまはヘルニア症状が出ていないとしても、過去に椎間板ヘルニアを患った経験がある人も非常に多い。このため私は、脊柱管狭窄症の患者さんの70％以上が「椎間板ヘルニアとの混合タイプ」であると見ています。

それに、私はこうしたタイプの患者さんを数えきれないほど診てきていますが、椎間板ヘルニアの症状をとり、椎間板にかかっているプレッシャーを軽減してあげると、脊柱管狭窄症の症状も解消へ向かうケースがたいへん多いのです。きっと、椎間板をプレッシャーから解放すると、同時に脊柱管にかかっている圧迫も弱まって、それが症状の解消につながっていくのでしょう。

とにかく、椎間板ヘルニアも脊柱管狭窄症も、椎間板の弱体化という同じところから発生した腰痛疾患であることは間違いありません。ですから、椎間板をちゃんとケアしてコンディションをよくしていけば、脊柱管狭窄症も着実に治していくことができるのです。

すなわち、脊柱管狭窄症を治せるかどうかのカギも椎間板が握っているのだということ。脊柱管狭窄症はよく「治すのが難しい腰痛だ」と言われますが、椎間板の負担を軽減させる治療のアプローチをとっていけば、決してあきらめることはないのです。

「ぎっくり腰」は椎間板と筋肉の累積疲労から起こるものだった

ここで「ぎっくり腰（急性腰痛）」についても述べておきましょう。

ぎっくり腰が起きる原因は、腰の累積疲労です。

腰の筋肉の累積疲労が原因で起こる場合もありますし、椎間板の累積疲労が原因で起こる場合もあります。また、これらの両方が原因で起こる場合もあります。先に述べたように、ぎっくり腰をきっかけにして椎間板ヘルニアが発覚するケースもめずらしくありません。

みなさんご存じのように、ぎっくり腰を起こすと、立っていられないほどの激痛が腰に走ります。これは、椎間板や腰の筋肉を酷使し続けたせいで、たまりにたまった疲労が「痛みという悲鳴」として一気に放出されたようなものと考えればいいでしょう。

わかりやすい例を挙げるなら、庭などで「草むしり」をしているときを思い出してください。

草むしりで長い時間かがんでいると、久々に立って体を伸ばしたときに〝アイタタタ……〟と腰に痛みを感じることが多いものですよね。あのときの腰の症状は、立ち上がって腰を反らしたせいで起こるのではありません。長く腰を丸めていたことによる累積疲労のせいで起こっているのです。

そもそも、草むしり作業のように長時間かがんでいる姿勢は、腰の筋肉や椎間板にとっては「苦行」のようなもの。腰を丸めている間じゅう、腰の筋肉と椎間板には重い負担がかかり続けています。筋肉にも椎間板にも疲労が蓄積してパンパンにふくらんでいるものなのです。そのパンパンにふくらんだ疲労が、立ち上がって体を伸ばした拍子に一気に放出されるから〝アイタタタ……〟ということになるんですね。

言わば、かがんでいるときに、腰の「悲鳴」が表に出ずにじわじわと蓄積されていたようなもの。その蓄積された悲鳴が、立ち上がったのを機に「痛みという叫び」として一気に放出されるわけです。

要するに、ぎっくり腰でもこれと同じことが起こっているのです。すなわち、毎日何時間も座りっぱなしの生活を続けていたり、前かがみやねこ背の姿勢を習慣にしていたり、ふかふかのソファで長い時間を過ごすのがクセになっていたりするから、腰の筋肉や腰の椎間板に疲労がたまり、そのたまりにたまった疲労が何かの拍子に「ぎっくり」という絶叫として一気に暴発することになるわけです。

ちなみに、「ぎっくり」が起きるとき、よくマンガなどでは重い荷物や植木鉢を持ち上げた拍子に「ギクッ」というパターンが描かれていますが、ああいうケースはじつはそう多くはありません。むしろ、何か軽い物を手にとろうとしたとき、体をちょっとひねったときといったように、日常生活の中のちょっとした動作の隙《すき》をつくように起こるケースが目立ちます。

また、ぎっくり腰がクセになってしまっている人の中には、くしゃみをしたりちょっと身をかがめたりしただけで、てきめんに「ぎっくり」が起きてしまうような場合も少なくありません。

腰椎の椎間板のクッション性が弱ってくると、その機能低下のしわ寄せが筋肉や靭帯などの周辺組織に及びやすくなり、腰全体に疲労が蓄積しやすくなります。また、ぎっくり腰や椎間板ヘルニアを一度経験すると、よりいっそう椎間板の疲弊が進み、腰にも疲労がたまりやすくなって、そのうちにほんの些細な刺激でも「ぎっくり」が起こるようになっていってしまいます。ぎっくり腰を何度も繰り返すような人には、そういう「ぎっくりを起こしやすい悪循環」ができてしまっているのです。

では、ぎっくり腰を起こさないようにシフトしていくには、いったいどうすればいいのでしょう。

それには、日々の生活や姿勢を見直して、腰に疲労をためないようにすることが第一。また、そのためにも、やはり椎間板にかかるプレッシャーを軽減し、椎間板をまともに働けるコンディションにしていかなくてはなりません。

つまり、ぎっくり腰を防げるかどうかのカギも椎間板が握っているということ。これまで長年「ぎっくり」の影に脅かされてきた人も、決してあきらめることはありません。後の章で紹介するハウツーを実践して椎間板をケアしていけば、ぎっくり腰に永遠の別れを告げることだって十分に可能なのです。

腰痛だけではない。肩こり・首痛・ひざ痛の原因も椎間板だった

椎間板の衰えが進むと、背骨全体の「支える力」が落ちてきます。

この「支える力」の低下によってもたらされる疾患は、別に腰痛だけではあり

ません。頸椎の椎間板が衰えてくれば、肩こりや首痛、頸椎症に悩まされるようになりますし、胸椎の椎間板が衰えてくれば、肋間《ろっかん》神経痛に悩まされるようになります。それに、背骨の支える力が落ちるとひざ関節に大きな荷重負担がかかるため、いずれひざ痛にも悩まされるようになります。

これらの疾患についても簡単に説明しておきましょう。

まず、首、肩、胸のトラブルです。

わたしたちの頭は体重の10％の重量があるとされ、首の頸椎はその重い頭を起きている間じゅうずっと支えています。しかも、その頭はいつも背骨にまっすぐ乗っているとは限りません。頭を前に出したりうつむき姿勢をとったりしていると、それだけで荷重負担が倍近くに増加し、重いプレッシャーが頸椎にのしかかることになるのです。

ところが、いまはスマホやパソコンの使用でほとんど1日中うつむいてばかりいるような人が増えています。しかも、このように普段から頭を前に出しうつむいてばかりいると、だんだん頸椎の自然なカーブが失われて、まっすぐになっていってしまうことが多いのです。これが「ストレートネック」と呼ばれる現象。このストレートネックになると、頭の重さがまともに頸椎にのしかかるようになり、よりいっそう頸椎が荷重のプレッシャーに苦しめられるようになっていってしまいます。

そして、日々こうした過酷な荷重プレッシャーが続くと、頸椎の椎間板ができめんに疲弊してしまうことになるわけです。

頸椎の椎間板がプレッシャーによって疲弊してくると、クッション機能低下のしわ寄せから周辺の筋肉が緊張してこり固まっていくようになり、しばしば肩こりや首こりに悩まされるようになります。

また、頸椎付近は肩や腕方面へ向かう多くの神経の通り道になっているのですが、椎間板が疲弊して頸椎が微妙に変形してくると、これらの神経の通り道を狭めて圧迫するようになります。すると、神経が刺激されて頸椎症の症状が現われ

◎頸椎・胸椎の椎間板の衰えによって現われる疾患

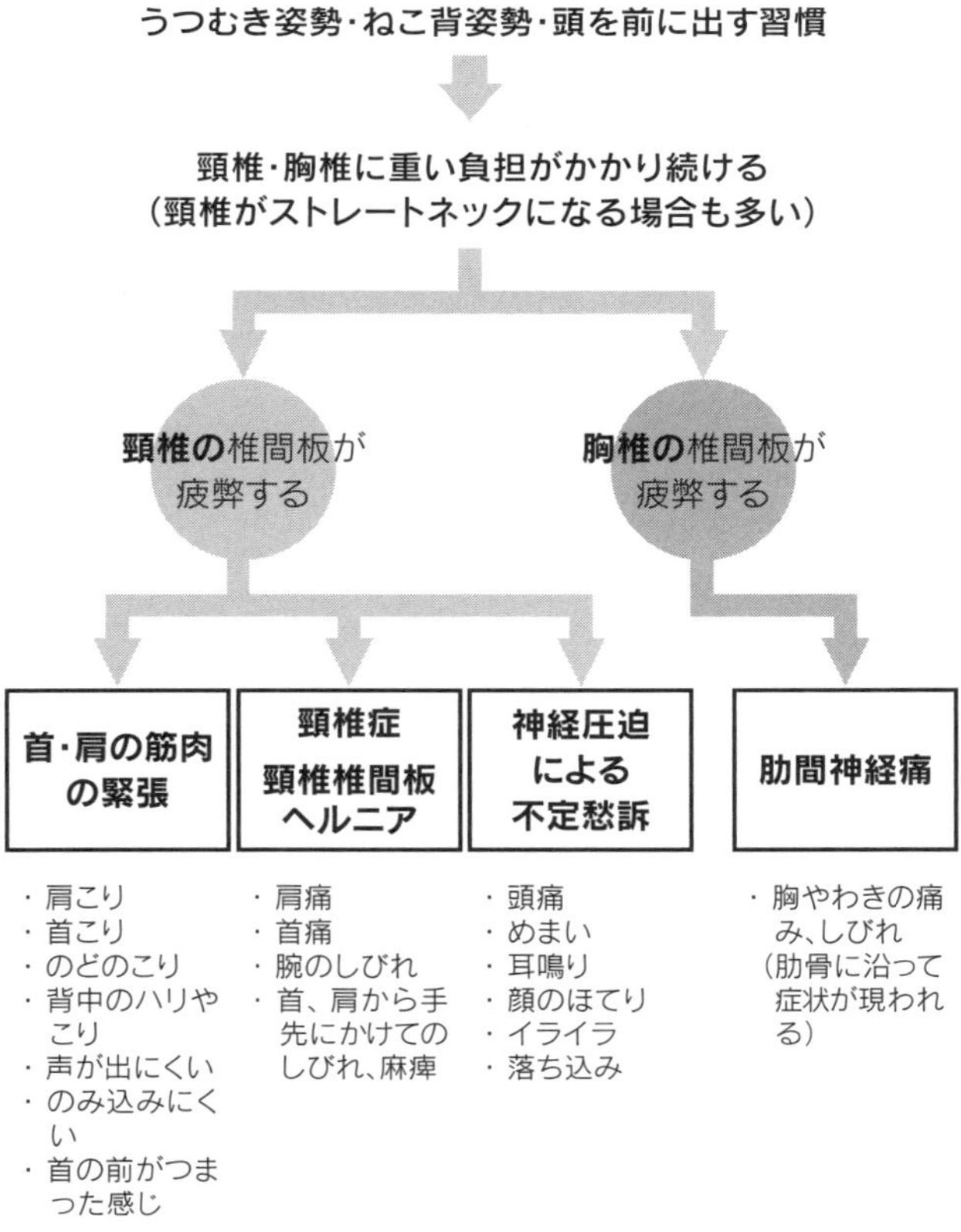
うつむき姿勢・ねこ背姿勢・頭を前に出す習慣
頸椎・胸椎に重い負担がかかり続ける
(頸椎がストレートネックになる場合も多い)
頸椎の椎間板が疲弊する
胸椎の椎間板が疲弊する
首・肩の筋肉の緊張
・肩こり
・首こり
・のどのこり
・背中のハリやこり
・声が出にくい
・のみ込みにくい
・首の前がつまった感じ
頸椎症
頸椎椎間板ヘルニア
・肩痛
・首痛
・腕のしびれ
・首、肩から手先にかけてのしびれ、麻痺
神経圧迫による不定愁訴
・頭痛
・めまい
・耳鳴り
・顔のほてり
・イライラ
・落ち込み
肋間神経痛
・胸やわきの痛み、しびれ
(肋骨に沿って症状が現われる)

るようになるのです。この頸椎症になると、「首の痛み」「肩の痛み」「腕のしびれ」「首、肩から手先にかけてのしびれや麻痺《まひ》」といったさまざまな症状に悩まされることになります。

さらに、頸椎最上部の「後頭骨《こうとうこつ》と第一頸椎の間の関節」が荷重プレッシャーによって狭くなってくると、そこを通る神経が圧迫されて、頭痛、めまい、耳鳴り、顔のほてり、イライラ、気分の落ち込みといった多くの不定愁訴症状が現われることもあります。

それと、普段からねこ背などの悪い姿勢をとっていると、胸椎の椎間板が疲弊して肋間神経痛の症状が現われてくるケースも少なくありません。肋間神経痛は肋骨《ろっこつ》に沿って胸やわきに痛みやしびれが現われるのが特徴。胸椎の椎間板部分で神経が圧迫されているため、その神経が通っている肋骨の骨伝いに症状が現われるのです。

このように、頸椎や胸椎の椎間板が衰えてくると、さまざまなトラブルに見舞われかねません。

ただし、腰椎の椎間板と同様に、頸椎や胸椎の椎間板にのしかかっているプレッシャーを軽減させるような対策をしっかりとっていけば、椎間板を負担から解放し、首・肩・胸の不調や疾患を解消させていくことが可能なのです。

ここに挙げたような不調や疾患に長年悩まされている人は非常にたくさんいらっしゃいますが、その中にはマッサージでごまかしたり鍼灸《しんきゅう》に頼ったりするばかりで一向に症状を改善できずにいる人が少なくありません。しかし、椎間板をしっかりケアして対策を講じていけば、問題を根本から解決して首や肩の症状を解消させていくことができるのです。ぜひみなさん、そのことを肝《きも》に銘《めい》じておくようにしてください。

次に、ひざ痛についてです。

みなさんは腰痛患者の7〜8割の人がひざ痛を併発していることをご存じでしょうか。

腰とひざはわたしたちの体重を支える重要ポイントです。しかしながら、腰の椎間板が疲弊して「腰の支える力」が落ちてきてしまうと、そのしわ寄せの負担がひざ関節にのしかかることになります。腰が衰えた分、ひざががんばって体重を支えなくてはならなくなるわけですね。

こうした状態が長く続くと、だんだんひざ関節が過剰なプレッシャーに苦しむようになり、そのうちに「痛みという悲鳴」を上げるようになっていく。だから、腰痛持ちの人は、まるで「道連れ」にするようにひざも悪くしていくケースが多いのです。

ひざ痛の症状は、ひざ関節内において骨と骨の隙間が狭くなり、骨同士の軟骨がぶつかり合うことによって発生します。最初はひざの内側がチクチクと痛む程度ですが、だんだん体重をひざに乗せたときに痛んだり、階段の上り下りのときに痛んだりするようになっていきます。こうした症状は長い年月をかけてよくなったり悪くなったりを繰り返しながら少しずつ進行していくのが一般的です。

ただ、関節内での骨のぶつかり合いがひどくなってくると、普通に歩くだけでも痛むようになり、やがて日常の歩行に支障が出るようになっていきます。中には、ひざの痛みのために外出もできず、家の中に引きこもるようになった結果、てきめんに運動能力を落としてしまい、「寝たきり」へと近づいていってしまう人も少なくありません。

ですから、ひざ痛に心当たりのある方は、症状が悪化しないうちに早め早めに治していかなくてはなりません。ひざの治療法について、ここでの詳述は避けますが、腰の椎間板のクッション機能を健全にすると、それだけでひざの調子がよくなることも少なくありません。

腰とひざとはお互い深く影響し合いながら連動して体重を支えているため、一方の働きをよくすると、もう一方の調子もよくなってくることが多いのです。すなわち、ひざを治すために「まず椎間板をしっかりさせて腰を治す」という発想を持つことも、治療の選択肢として大切になってくるわけです。

椎間板が衰えてくると、神経の流れや血液の流れも悪化する!

椎間板の衰えは、わたしたちの体を巡る血液の流れや神経の流れにも大きな影響を及ぼします。

そもそも、背骨は血管と神経の「大通り」のようなもの。血管は背骨近辺を太い動脈や静脈が走り、そこから細い血管が体の各方面へ枝分かれしています。また、神経も背骨に守られるように太い脊髄が走っていて、そこから細い神経が枝分かれして体の各方面へ伸びています。

しかし、背骨において椎間板が衰えてくると、頸椎や腰椎、仙腸関節などの動きが落ちてきて、こうした血管や神経を圧迫するようになるのです。そして、こうした圧迫が続くと、血液や神経の流れが滞り、体の各所にさまざまな不調症状をもたらすようになっていくわけです。

たとえば、女性の場合、20代半ばから30代くらいになると、腰痛や肩こり、首痛などに悩まされるようになり、それと同時的に、体の冷え、むくみ、便秘、胃腸障害、食欲不振、生理痛、生理不順などの不調を訴えるようになるケースがたいへん多く見られます。このようにさまざまな不調に見舞われるのは、椎間板の衰えからくる血行不良が影響していると考えられるのです。すなわち、椎間板部分やその近辺で血液の流れが阻害されているせいで末梢の手足やおなかの臓器に十分な血液が行き届かなくなり、その血行不良が冷えなどの不調症状の原因となっているわけですね。

それに、男女とも血行不良や冷えがあると、体が痛みに対して鋭敏に反応してしまうようになり、腰や首、ひざなどの痛みを拾い上げやすくなります。このため、腰痛などの症状をいっそう悪化させてしまい悪循環にハマっていくケースもたいへん目立ちます。

さらに、椎間板部分で神経の流れが阻害されると、手や足がしびれたり、冷感や温感を感じにくくなったり、反射神経が落ちてとっさに手や足を出せなくなったりといった不調が現われることが少なくありません。そもそも神経は感覚や運動などの指令や情報を伝達するパイプラインであるわけですが、神経の流れが椎間板部分で阻害されていると情報伝達がスムーズにいかなくなり、しびれなどの不調がもたらされるわけです。

このように、血液の流れ、神経の流れの停滞は、たいへん広い範囲の不調感につながっているものなのです。「下半身が冷えてしょうがない」「手足のふしぶしが痛む」「肌の血色が悪い」「胃腸の調子が思わしくない」「手足が冷たく感じる」「手先や足がしびれる」――きっとみなさんの中にも、こうした「病気というほどではないけれど、気にかかる体調不良」に悩まされている方が多いのではないでしょうか。

つまり、こういったもろもろの体調不良は、元を辿れば椎間板の衰えからきている可能性大。そして、椎間板を健やかに機能させていけば、こうした不調から解放される可能性が大きいのです。

「老けて見られるか、若々しく見られるか」も椎間板次第

みなさんは、立ち上がったり階段を上ったりといったご自身の何気ない動作に「老化や衰えを感じた」という経験がありませんか?

例を挙げれば、「イスから立ち上がるときに、いつも無意識に『どっこいしょ』と言ってしまう」とか、「階段を下りるとき、思わず手すりに手を伸ばすようになった」とか、「ちょっとした段差にもつまずくようになってきた」とか、「朝、寝た姿勢から立ち上がるのに時間がかかるようになった」とか……。たぶ

ん、思い当たる人も多いのではないでしょうか。

人の老化は、こういった何気ない動作に現われるものです。また、わたしたち人間が初対面の人や通りすがりの人に対して「その人が若いか歳をとっているか」を判断するときにいちばんの決め手になるのは、こうした何気ない動作や姿勢だとも言われています。

ですから、たとえ実年齢は若くても、姿勢や体の動きによっては、他人からかなり老けて見られてしまうことになります。また、逆に、実年齢は高くても、若若しい姿勢や体の動きをしていれば、他人から若く見られることになるわけですね。


そして、じつはこういう点にも、椎間板の衰えがかなり色濃く影響しているのです。

そもそも、こうした何気ない動作は「背骨の動き」のスムーズさがカギ。背骨がしなやかに動いていれば、腰、肩、ひざなどの各関節も自動的になめらかに動くようになり、背骨と各関節が連動することでスムーズな身体動作をとれるようになっています。また、背骨をしなやかに動かせるかどうかは、椎間板が健やかに機能していることが絶対条件。すなわち、「椎間板の若さ」によって「背骨の動きの若さ」が決まり、「背骨の動きの若さ」によって「体の動きの若さ」が決まってくるということになります。

つまり、椎間板をどれだけ健康にキープしているかで、日々の見た目の動作の「若く見られるか／老けて見られるか」が左右されることになるのです。

これは、日々ケアを行なって椎間板を若々しくキープしていけば、日常の何気ない体の動きも若々しくキープできるということ。実際に私の治療院では、椎間板をケアしたことで体の動きやフットワークがよくなり、「若く見られるようになった」という方が数多くいらっしゃいます。

そういう点で言えば、椎間板を健やかにケアしていくことは「自分を若々しく見せる」ためのアンチエイジングにもつながっていくのではないでしょうか。

「椎間板へのプレッシャー」を軽減させる〝いちばん有効な方法〟とは？

さて――

ここまで椎間板の衰えや老化がどのような疾患やトラブルに結びつくのかについて述べてきました。椎間板というクッションを衰えさせてしまうといかに厄介なトラブルに見舞われるか、みなさん十分におわかりいただけたのではないでしょうか。

ところで、みなさんすでにお気づきかもしれませんが、椎間板の衰えがトラブルに発展するプロセスには、ひとつの共通パターンがあります。それは、「椎間板に過剰なプレッシャーがかかっている」という点です。

椎間板ヘルニアにしても、脊柱管狭窄症や頸椎症にしても、どれも元はと言えば、悪い姿勢習慣によって椎間板に過剰な荷重プレッシャーがかかり続けていたのが始まり。そのプレッシャーに負けて椎間板や椎骨が変調をきたし、さかんに神経を圧迫するようになるから、痛みやしびれなどの症状が発生してしまうわけです。

また、これらの椎間板から来る疾患やトラブルには、解決方法にも共通のパターンがあります。

その解決方法とは「椎間板の負担を取り除いてラクにしてあげること」。椎間板にのしかかっている過剰な荷重プレッシャーを何とか軽減できれば、椎間板が負担から解放され、痛みやしびれなどの症状がやわらいで着実に解消へと向かっていくようになるのです。

では、椎間板のプレッシャーを軽減し、椎間板を過剰な荷重負担から解き放つにはいったいどんな作戦をとればいいのか。

じつを言うと、ひとつ非常に有効な手段があるのです。

それが「骨盤の仙腸関節をゆるめる」という手段。仙腸関節は全身のクッション機能のカギとなっている重要関節であり、ここをゆるめて機能を正常化させれば、椎間板にかかっているプレッシャーを大幅に軽減させることができるようになるのです。

ここは少しくわしく説明しておくことにしましょう。

そもそも、仙腸関節とは、骨盤中央の仙骨《せんこつ》とその両脇の腸骨《ちょうこつ》との間にある縦長の関節です。

この仙腸関節には本来、前後左右数ミリほどの可動域があります。この数ミリの関節の動きが、体の重みや外部からの衝撃をやわらかく受け止めるクッションの役割を果たしているのです。

なお、ここで重要になるのは、仙腸関節と腰椎の椎間板との関係性です。じつ

郵 便 は が き

料金受取人払郵便

代々木局承認

1536

差出有効期間
平成30年11月
9日まで

1 5 1 8 7 9 0

203

東京都渋谷区千駄ヶ谷4-9-7

(株) 幻 冬 舎

書籍編集部宛

1518790203

ご住所 〒
都・道
府・県

フリガナ
お名前

メール

インターネットでも回答を受け付けております
http://www.gentosha.co.jp/e/

裏面のご感想を広告等、書籍の PR に使わせていただく場合がございます。

幻冬舎より、著者に関する新しいお知らせ・小社および関連会社、広告主からのご案内を送付することがあります。不要の場合は右の欄にレ印をご記入ください。

不要 □

本書をお買い上げいただき、誠にありがとうございました。
質問にお答えいただけたら幸いです。

◎ご購入いただいた本のタイトルをご記入ください。

『　　　　　　　　　　　　　　　　　　　　　　　　　　　　』

★著者へのメッセージ、または本書のご感想をお書きください。

●本書をお求めになった動機は？

①著者が好きだから　②タイトルにひかれて　③テーマにひかれて
④カバーにひかれて　⑤帯のコピーにひかれて　⑥新聞で見て
⑦インターネットで知って　⑧売れてるから／話題だから
⑨役に立ちそうだから

生年月日　西暦　　年　　月　　日（　　歳）男・女				
ご職業	①学生	②教員・研究職	③公務員	④農林漁業
	⑤専門・技術職	⑥自由業	⑦自営業	⑧会社役員
	⑨会社員	⑩専業主夫・主婦	⑪パート・アルバイト	
	⑫無職	⑬その他（　　　　　）		

ご記入いただきました個人情報については、許可なく他の目的で使用することはありません。ご協力ありがとうございました。

◎仙腸関節のしくみと腰椎の椎間板との関係

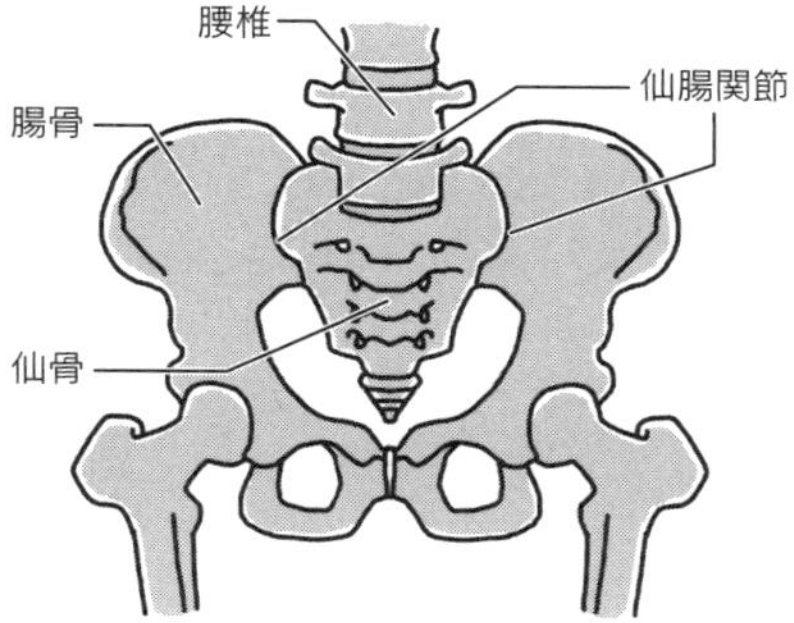

仙腸関節と腰椎の椎間板は全身のクッション機能を
コンビで支え合っている

↓

しかし、仙腸関節はたいへん機能異常を起こしやすい

↓

仙腸関節の動きが落ちると、その分の負担が
すべて腰椎の椎間板にかかることに!

↓

**腰椎の椎間板が
疲弊してしまう**

は、仙腸関節はちょっとしたことで動きが低下してしまうことが多く、そうなると、全身のクッション機能もてきめんに低下することになります。すると、そのクッション機能低下のしわ寄せによって腰椎の椎間板に多大な荷重負担がのしかかるようになり、それが腰の椎間板を疲弊させる大きな要因となっているのです。

言うなれば、「腰椎の椎間板」と「仙腸関節」とは、お互いに連携し合いながら絶妙の間合いで体の重みや衝撃を受け止めている「コンビ」のような間柄なのです。わたしたちが重い体を支えながらもさまざまな活動ができているのは、この「コンビ」が息を合わせながらクッション機能を働かせているおかげだと言ってもいいでしょう。

しかし、仙腸関節が機能異常に陥ってクッション機能を低下させてしまうと、仙腸関節の分の負担のしわ寄せがすべて腰椎の椎間板にかかってくることになります。それまで〝ふたりのコンビ〟でやってきた仕事を全部〝ひとり〟で請け負わなくてはならないハメになるのですから、腰の椎間板は過剰な労働負担に苦しみ、どんどん弱っていってしまうことになるでしょう。すなわち、こうした日々の過剰な労働の積み重ねが、腰痛などのトラブルへとつながっていくというわけですね。

そして、だからこそ仙腸関節をゆるませてクッション機能を回復させることが重要なカギになってくるのです。

要するに、仙腸関節のクッション機能を正常化すれば、「コンビ」が復活して腰椎の椎間板にかかっていた荷重負担が大幅に軽減することになり、これにより椎間板がプレッシャーから解放され、腰痛などの症状が解消へと向かっていくというわけです。

ちなみに私は、普段の診療で腰痛などの患者さんを診る場合、仙腸関節を手技でゆるませて痛みやしびれを解消させていく手法をもっとも得意としています。

また、このようにひとつの関節をゆるませることによって痛みやしびれなどの症状を解消させていくメソッドを「関節包内矯正《かんせつほうないきょうせい》」と呼んでいます。

仙腸関節への関節包内矯正は、わたしたちが椎間板の機能を取り戻すのに絶大な効果を発揮します。軽度・中度の腰痛や首痛であれば、たった1回の治療で症状が消えていくこともめずらしくありません。

この仙腸関節への関節包内矯正は、セルフケアによって行なうことも可能です。「テニスボールを使った仙腸関節のセルフケア」については、次の章でくわしく紹介することにしましょう。

ぜひみなさん、こうしたケアを習慣にして椎間板へのプレッシャーを軽減していくようにしてください。そして、椎間板を健やかに働かせることによって、腰痛などの厄介なトラブルを撃退していくようにしましょう。

第3章

痛みや不調をスッキリ解決！「椎間板健康法」5つの極意

椎間板を生涯ずっと健康にキープするための「5つの極意」

椎間板の衰えを防ぐことは、体の衰えを防ぐことにつながります。椎間板を若々しくキープすることは、体を若々しくキープすることにつながります。それに、椎間板を健やかに保つことは、腰痛をはじめとした不調やトラブルを予防・解消することにつながります。わずらわしい痛みやしびれに悩まされることなく、毎日を若々しく健やかに送っていくことができるかどうか——それは日日の椎間板ケアによって決まってくるのです。

では、どのようなコツを身につけてどのようなケアをしていけば、椎間板の健康を保っていくことができるのか。この章ではその具体的ハウツーを紹介していきましょう。

私は、椎間板をケアすることで体の衰えを防ぎ、体の健康を向上させていくメソッドを「椎間板健康法」と呼んでいます。

椎間板健康法のノウハウは次の5つを柱としています。

1.「後ろ重心」の正しい姿勢を身につける

2.「寝返りゴロゴロ体操」を習慣にする

3.「仙腸関節のテニスボール体操」を習慣にする

4.「椎間板ストレッチ」を行なう

5.「椎間板ウォーク」を身につける

これら5つは、椎間板の衰えを食い止めてよりよい状態にキープしていくための「極意」のようなもの。これら5つの極意を日々実践していけば、これからの生涯でずっと椎間板を健やかにキープしていくことも不可能ではありません。

5つのノウハウについては、これから順に説明していきます。ぜひみなさん、日々しっかりと椎間板をケアして不調やトラブルを解消し、体の健康コンディションをよりいっそう引き上げていくようにしてください。

極意1「後ろ重心」の正しい姿勢を身につける

先にも述べたように、椎間板を疲弊させてしまう大きな原因のひとつが「悪い姿勢習慣」です。普段から頭を前に出してばかりいたり、前かがみで背中を丸めてばかりいたり……そうした体を前傾させる習慣が椎間板をどんどん疲れさせてしまうわけですね。

ですから、椎間板のこれ以上の衰えを防ぐには、まずは悪い姿勢をとる習慣に別れを告げ、そのうえで「椎間板にやさしい正しい姿勢」を身につけていかなくてはなりません。

では、椎間板のためには、どんな姿勢をとるのが正解なのか。

その答えが「後ろ重心」です。

そもそも、腰痛などの椎間板トラブルに悩む人は、前傾姿勢ばかりとっているせいで体の前寄りに重心をかけるクセがついてしまっています。このクセがついていると、椎間板の前側にばかり荷重負荷が集中してしまい、椎間板がより弱体化しやすくなるわけです。

だから、「前寄り重心」を「後ろ寄り重心」に変える。普段から椎間板の後ろ側に重心を乗せた姿勢をとるのが正解なのです。

私は日頃から治療院にいらっしゃる腰痛の患者さん方に正しい姿勢の指導をするようにしています。もちろん、「後ろ寄りに重心をかけて立つコツ」も指導するのですが、「後ろ重心の立ち方」をちょっと試してみただけで〝あれっ、痛くない！〟とびっくりされる患者さんがとても大勢いらっしゃいます。椎間板ヘルニアなどもそうですが、椎間板に重心がかかるポイントをちょっと後ろへシフトしたただけで腰痛の症状が軽減したり消失したりするのは、決してめずらしいことではないのです。

だから、「体の後ろに重心を乗せた正しい姿勢」をきちんと身につけることは非常に大切。この姿勢習慣を身につけることは、椎間板健康法に絶対欠かすことのできない必須ノウハウであり、椎間板から健康コンディションを引き上げていくためには、最初にクリアしなくてはならないファーストステップだと言っていいでしょう。

それでは、どうすれば「後ろ重心の正しい姿勢」をとることができるのかを具体的に説明していきましょう。

私は、「正しい立ち姿勢」をキープするには、次の5つのポイントを守ることが必要だと考えています。

① あごをしっかり引く

人の頭はたいへん重いので、椎間板に負担をかけないためには普段から背骨という柱の真上に頭をセットしておかなくてはなりません。ただ、背骨は体のいちばん後ろ側についているため、頭を背骨の真上にセットするには、しっかりあごを引いて頭を後ろへシフトする必要があるのです。

だから、立っているときはもちろん、座っているときや歩いているときも、あごをしっかりと後ろへ引いて、頭をまっすぐ背骨という柱に乗せておくことが大切。これを守っているだけでも、頸椎や腰椎の椎間板にかかる荷重負担を大きく減らすことができるはずです。

② 両肩を引いて胸を張る

立ったときに両肩を後ろへ引くことも大切です。左右の肩甲骨を背中の中央でくっつけるような要領で肩を開くと、自然に上体が後ろにシフトして胸を張るような格好になります。とくに、前かがみやねこ背の姿勢が習慣になっている人は、両肩が前に出るのがクセになっていることが多いので、意識的に「逆の動き」をして後ろシフトの正しいポジションを体に覚え込ませていく必要があるのです。

③ 腰を反らせる

「後ろ重心の正しい姿勢」で立つには、腰は反らし気味にキープするのがベスト。へそ下やお尻の穴に軽く力を込めて立つと、自然に腹筋や背筋に力が入って腰を反らすことができるはず。これを意識づけていれば、それだけで腰椎や腰周辺の筋肉が安定します。そしてその安定が腰の椎間板にかかる負担を減らすことにつながるのです。

④ ひざをまっすぐ伸ばす

ひざをまっすぐ伸ばして立つことも重要なポイントです。普段から前寄りに重

◎「後ろ重心」の正しい姿勢5つのポイント

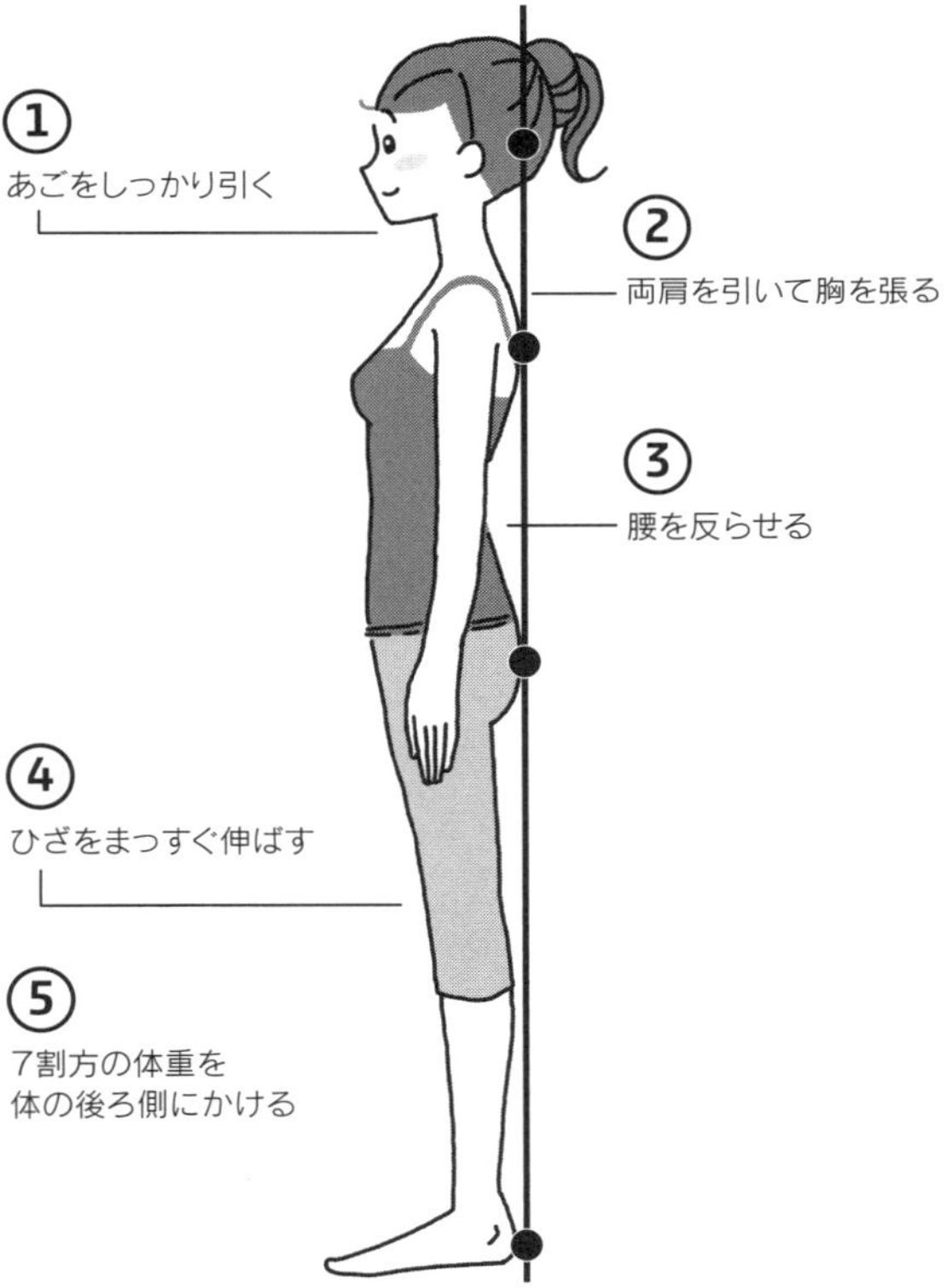
①
あごをしっかり引く
②
両肩を引いて胸を張る
③
腰を反らせる
④
ひざをまっすぐ伸ばす
⑤
7割方の体重を
体の後ろ側にかける

正しい姿勢をとっていると、壁を背にして立ったときに、後頭部、肩甲骨、お尻、かかとの4点が自然に壁につくことになる。

心をかけている人は、ひざを曲げることでバランスをとるクセがついてしまっていることが多いもの。しかし、ひざを曲げて立ったり歩いたりする習慣は、たいへん不安定でひざ関節を痛めやすくしてしまうのです。だから、できるだけひざをまっすぐ伸ばして、頭から足先までスラッとした姿勢を保つように心がけてください。

⑤７割方の体重を体の後ろ側にかける

背骨という柱にしっかりと体重を乗せるには、「前3割、後ろ7割」くらいのバランスで7割方の体重を後ろ側にかけて立つことをおすすめします。「後ろ7割」だと〝これ以上後ろに体重をかけたら背中から倒れちゃうよ〟と感じるかもしれませんが、そういうふうに「後ろすぎる」と感じるあたりがじつはちょうどいいのです。椎間板をスムーズに機能させるのにも「後ろ7割」がベストポジションです。最初は戸惑うかもしれませんが、「後ろ7割」に慣れてくれれば、そのほうが各関節がスムーズに動き、体もラクに動いて疲れないことに気づくはずです。

なお、これら5つのポイントを守った姿勢をとっていると、どうして椎間板の負担が減るのかについて、少しつけ加えておきましょう。

ご存じの方も多いと思いますが、人間の背骨はゆるやかなS字状にカーブしています。S字状に曲がっているのは、体の重みや外部からかかってくる衝撃を分散させて直立姿勢を保つため。いろんな方向からかかってくる力に負けないように、一種の免震構造になっているわけです。

ちなみに、法隆寺の五重塔や東京スカイツリーの中心の柱にも、荷重を分散させる免震システムが導入されています。これらの直立建造物と同様に、直立二足歩行をする人間にとっても、荷重や衝撃をうまく分散させてくれる「ゆるやかなS字状にカーブする柱」が必要不可欠なわけです。

また、背骨という柱がこうした荷重分散機能を発揮していれば、もちろん椎間

◎背骨のS字カーブとその位置

背骨はゆるやかなS字状にカーブしている

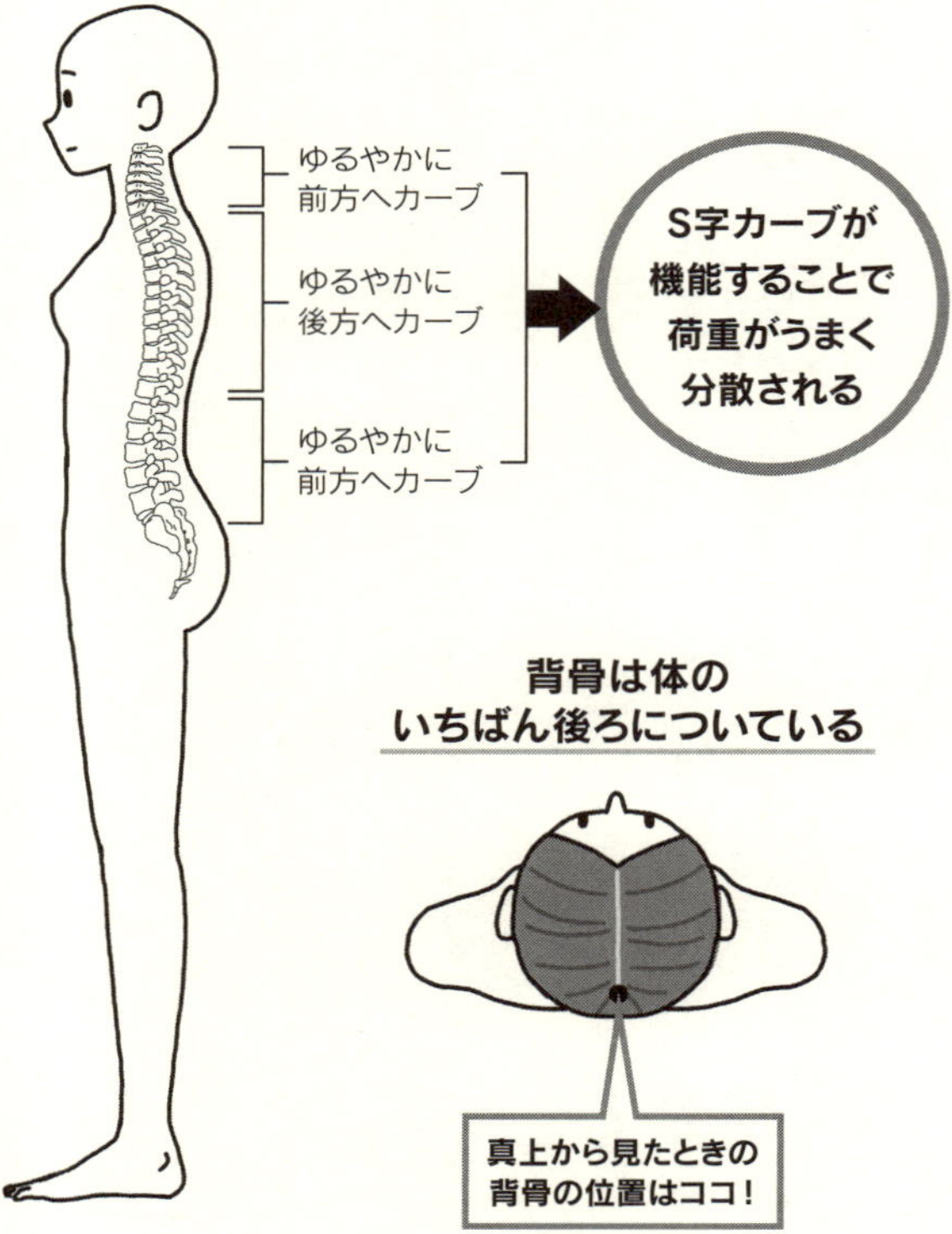

背骨は体の いちばん後ろについている

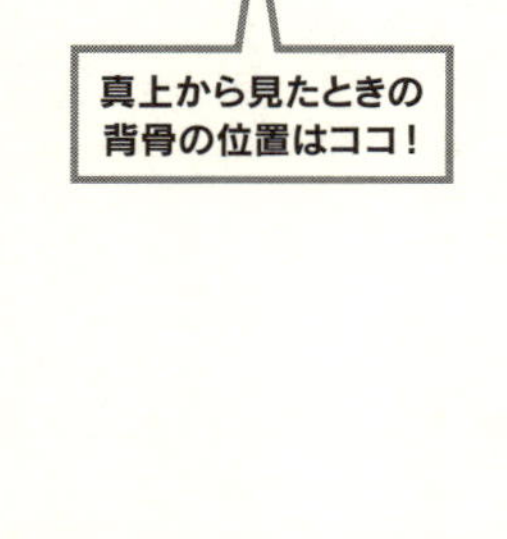

板にかかる負担も少なく済むことになります。椎間板を疲弊させるもっとも大きな原因は「過剰なタテの荷重プレッシャー」。背骨のS字カーブがその荷重を分散してくれていれば、椎間板は最小限の仕事さえしていればよく、過剰なプレッシャーに苦しむこともなくなるわけです。

ただ、この背骨の荷重分散機能が十分に発揮されるには、ひとつの条件が満たされなくてはなりません。

それが「後ろ重心の正しい姿勢」をとることなのです。

先にも述べたように、わたしたちの背骨は体のいちばん後ろ側についています。このため、背骨にしっかりと体重を乗せるには、体の後ろ側に重心をかけていなくてはなりません。すなわち、あごをしっかり引き、両肩を後ろへ引き、体重の7割方を後ろにかけて——といった5点を守って「後ろ重心の正しい姿勢」をとっていてこそ、十分に背骨に体重が乗り、S字カーブの機能が発揮されるようになっているのです。

つまり、椎間板を健やかにキープするには、背骨の荷重分散機能を十分に生かしていくことが不可欠であり、そのためには普段から意識して「体の後ろ寄りに体重を乗せた正しい姿勢」をとる必要があるというわけです。

それに、「後ろ重心の正しい姿勢」をとっていると、椎間板にかかる荷重負担が最小限に抑えられ、背骨全体がしなやかに動くようになります。また、背骨という柱がしなやかに動くようになると、体の各関節もなめらかに回り、体の動きがどんどんスムーズになっていきます。

このように、正しい姿勢をとってしっかりと「柱」に重心を乗せていれば、わたしたちの体はおのずといいサイクルで回っていくようになるものなのです。この好循環サイクルを引き出すことが「椎間板健康法」のいちばんの基本だと言っていいでしょう。

極意2 「寝返りゴロゴロ体操」を習慣にする

では、「5つの柱」のうちの2つめに移りましょう。

次の極意は「寝返り」です。これは椎間板を健康に保つノウハウとしては「正しい姿勢」に負けないくらいに重要なものとなります。

いったいなぜ寝返りが重要なのか。それは寝返りが背骨や椎間板の若さを保つために欠かせない行為だからです。

みなさん、ちょっと考えてみてください。

体をヨコにして寝ているときは、椎間板に体の重みや重力がほとんどかかりませんよね。体をタテにしているときは、ずっと椎間板に重みのプレッシャーがかかり続けていますが、体を横たえているときはそういうプレッシャーから解放されているわけです。だから、寝ているときのように椎間板がのびのびとリラックスしている時間は他にないことになります。

しかも、寝返りのように体をごろんと転がす動きは、背骨や椎間板にとって非常によい刺激になるのです。寝返りをするときは体をくねらすように向きを反対側へ変えるわけですが、そのときの背骨には前後左右に適度にしなるような動きが加わることになります。また、そうやって背骨がしなるとき、椎間板には回旋するような動きが伝わることになります。つまり、こうした「背骨をしならせる動き」が背骨の柔軟性を高め、「椎間板を回旋させる動き」が椎間板をほぐして疲れをとることにつながるのです。

要するに、寝ているときは「椎間板にとって最高のリラックスタイム」であり、そういう時間帯に「寝返りという背骨をしならせて椎間板をほぐす運動」を行なうことが、椎間板の健康に大きなプラスになっていくというわけ。そういう点で観れば、寝返りは、椎間板の健康にとって「欠かせない」というくらい大切な運動なのです。

それに、そもそも寝返りには、しっかりと直立二足歩行をするための「準備運動」のような役割があるのです。

たとえば、寝返りは、赤ちゃんが生まれて初めて行なう全身運動です。赤ちゃんは「寝返り」→「ハイハイ」→「お座り」→「立っち」→「よちよち歩き」といった順番で運動機能を発達させ、段階的に直立二足歩行ができるようになっていくわけですが、さかんに寝返りをしている時期のときは、しっかりと体を支えて2本の足で歩けるようになるように、背骨や椎間板を丈夫に鍛えているのです。つまり、さかんに背骨をしならせ、さかんに椎間板を回旋させて、直立二足歩行をするための「準備運動」をしているわけですね。

また、子どもはよく寝返りをするものですが、それにも1日の活動中ずっと体を支えてきた背骨や椎間板の疲れを解消させる役割があると考えられます。言ってみれば、寝返りは、背骨や椎間板をほぐしてくれる自然のマッサージのようなもの。睡眠中、何度も寝返りを行なうことによって、背骨や椎間板にたまった疲れがほぐされ、それによって「明日もまた体の荷重をしっかり支えていくための準備」が整えられているわけです。

だから、大人のわたしたちも、この「寝返りという運動」の大切さをもっと見直す必要があります。多くの患者さんを診てきた私の経験からも、首や腰の症状が重い人ほど寝返りを打っていないことが多いです。とりわけ、椎間板が弱ってきている人は、夜、ちゃんと背骨をしならせ、しっかりと椎間板を回旋させて、なるべく多く寝返りを打つようにすべき。さかんに寝返りをして、背骨と椎間板にたまった疲れをほぐし、明日の活動に備えるようにしていくべきなのです。

もっとも、「寝返りを打ちなさい」と言われても、睡眠中は無意識なのにどうやって行なえばいいのかという方もいらっしゃることでしょう。寝返りの椎間板への効果を引き出していくには、以下のふたつのポイントを実践することをおすすめします。

ひとつめのポイントは「十分に寝返りができる睡眠環境を整えること」です。どんなに寝相がいい人でも、睡眠中多少は寝返りをしているもの。ただ、寝ている場所が狭かったり、すぐそばに誰かが寝ていたり、布団が重かったりしたら十分に寝返りができません。だから、気兼ねなくたくさん寝返りが打てる環境を整える必要があるのです。

それには、まず広いスペースで寝るべき。布団派なら広めの和室にふたり分の敷き布団を敷いてひとりで寝るのがおすすめ。これならいくらでも寝返りが打てます。敷き布団はやや硬めのほうが背骨や椎間板への「マッサージ効果」が高まります。掛け布団は寝返りを妨げないように、なるべく軽いものにしてください。ベッド派はどうしてもスペースが限られてしまいますが、硬めのマットレスを選び、落ちない範囲で右へ左へと寝返りを打つようにしましょう。

また、家庭的にとくに問題がないのであれば、なるべくひとりで寝ることをおすすめします。そばにパートナーなどがいると、どうしても圧迫感を覚えたり遠慮をしてしまったりして、無意識のうちに寝返りを控えてしまうことが少なくないのです。

ふたつめのポイントは「起床後と就寝前の『寝返りゴロゴロ体操』を習慣にすること」です。

これは起きているときに意識的に行なう寝返り体操。朝起きた後と夜寝る前に10～15回ほどごろんごろんと寝返りを打ってみてください。畳の部屋に広めに布団を敷いて行なうのがベストですが、フローリングにヨガマットや毛布などを敷いて行なうのでも構いません。とにかく、スペースが許す範囲であっちへゴロゴロ、こっちへゴロゴロと思う存分、寝返りを打つのです。

この「寝返りゴロゴロ体操」を行なうと、「マッサージ効果」で椎間板や背骨がほぐされるだけでなく、体の筋肉が適度に使われて全身の血行がよくなります。朝行なえばすっきりと目覚められるし、夜行なえばぐっすりと眠れるようになる

◎ 寝返りゴロゴロ体操

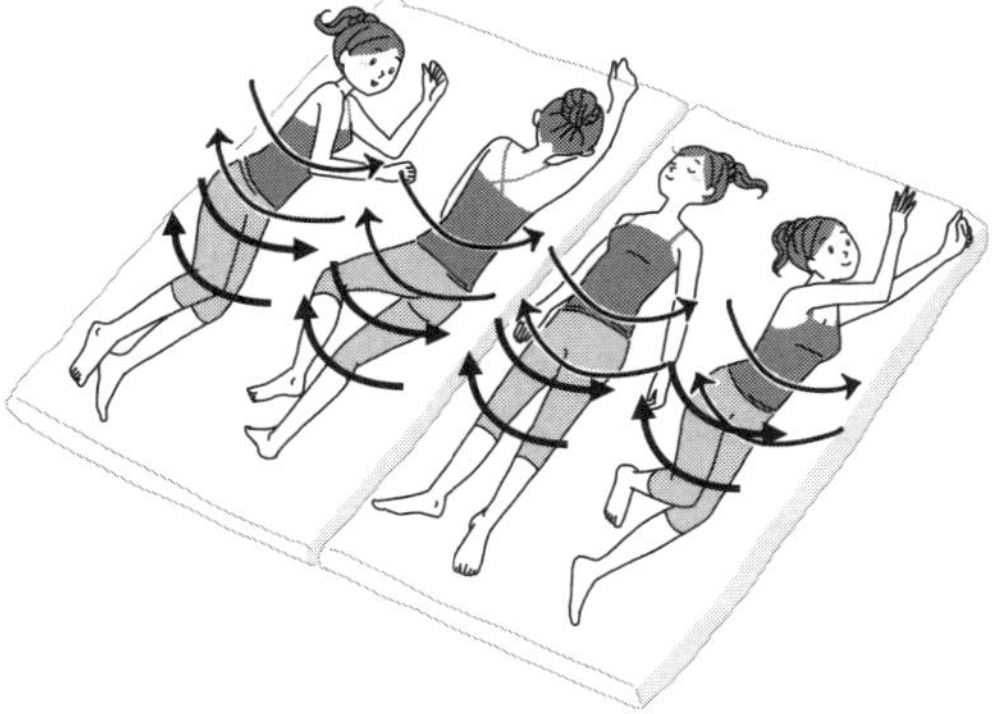

和室に布団をふたり分敷いて行なうのがおすすめ。
ヨガマットなどを敷いて、左右に何度も往復するのでもOK。

寝返りゴロゴロ体操の効果

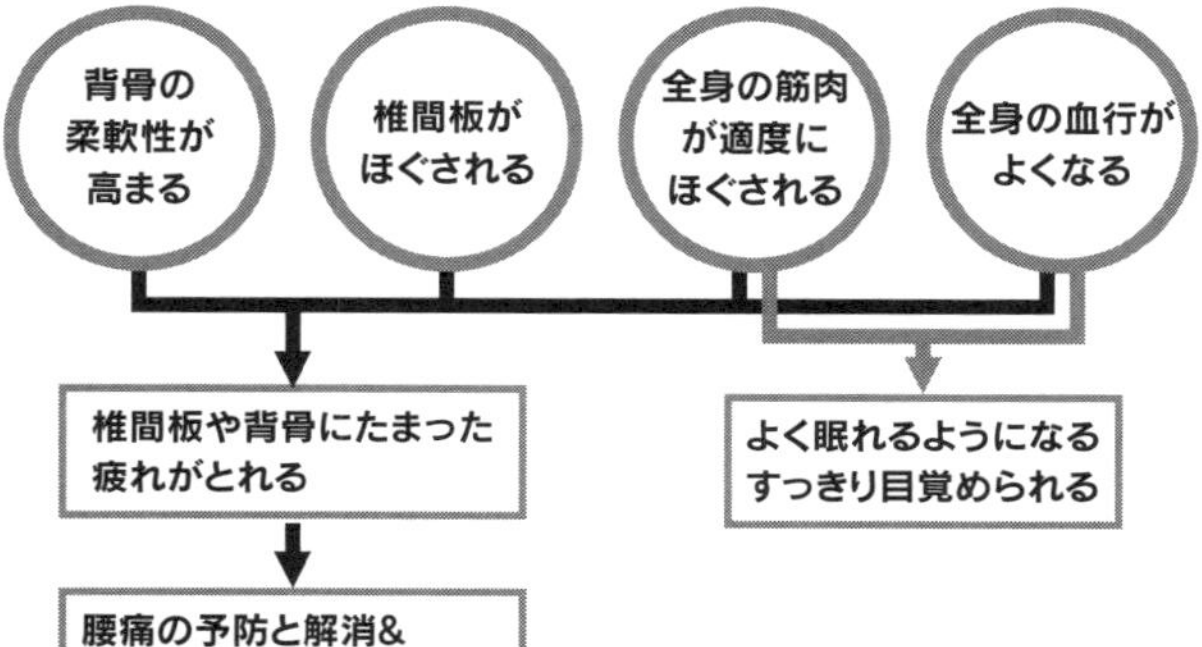

はずです。

それに、「寝返りゴロゴロ体操」は、寝たきり予防にもってこいの運動でもあります。もちろん背骨や椎間板をしなやかに保つことも寝たきり防止につながるのですが、この体操をしていると、とくにおなかの腹斜筋《ふくしゃきん》という筋肉が鍛えられます。この筋肉は立ち上がったり体を起こしたりするのに欠かせない働きをしているため、日々続けていれば、着実に寝たきり予防につながっていくと考えられるのです。

先ほど触れたように、寝返りは赤ちゃんが（歩けるようになるために）最初に行なう運動。ただ、寝返りは同時に歳をとった老人が（歩けなくならないように）取り組まなくてはならない運動でもあるのです。つまり、寝返りは直立二足歩行を支える運動であり、人生の最初でも、人生の最後でも、わたしたちにとって非常に大切な役割を果たしていることになります。

ですからみなさん、人生の最後で歩けなくなるような事態に陥らないためにも、いまのうちからたくさんの寝返りを打つようにしてください。そして、背骨や椎間板を若々しくキープして老後に備えていくようにしましょう。

極意3 「仙腸関節のテニスボール体操」を習慣にする

3つめの「柱」は、前章で紹介した「仙腸関節」に対するケア・メソッドとなります。

前の章で述べたように、腰椎の椎間板にかかる荷重負担を軽くするには、骨盤の仙腸関節のクッション機能がスムーズに働くようにしておかなくてはなりません。

そこで仙腸関節をゆるめてクッション機能を正常に働かせるために、ぜひ習慣にしてほしいのが「テニスボール体操」なのです。

この体操では2個の硬式テニスボールをつなげたかたちで使用します。まず、

2個のテニスボールをガムテープでぐるぐる巻きにして、ズレないように固定します。この際、透明なタイプのガムテープを使用すると見た目もきれいに仕上がるはずです。

準備ができたら、2個つなげたテニスボールをお尻の仙腸関節の位置に当てて、畳やフローリングなどの硬い床の上に仰向けに寝そべってください（このとき、枕を使ってはいけません）。そのまま体をリラックスさせつつ、仰向け姿勢を1～3分続けましょう。

寝そべると、ボールの弾力によって腰にイタ気持ちいいような刺激が感じられるはずです。これが仙腸関節が刺激されているという証拠。日々この体操を続けていれば、着実に仙腸関節がゆるんできて、クッション機能が回復してくるようになります。そして、腰椎の椎間板にかかる荷重負担が大幅に軽減して、椎間板がプレッシャーから解放されることになる。これにより、腰痛などのトラブルが解消へと向かっていくわけですね。

◎ 仙腸関節のテニスボール体操

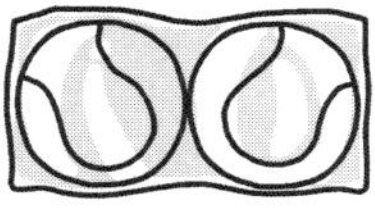

使うのはガムテープでくっつけた
2個のテニスボール

① 仙腸関節の位置を見つける

まず、指先で尾骨の位置を探り、そこに1個のテニスボールを当てておく。その上にガムテープでくっつけた2個のテニスボールをセットすれば、そこが仙腸関節の位置。尾骨に当てたボールをはずせば準備完了。

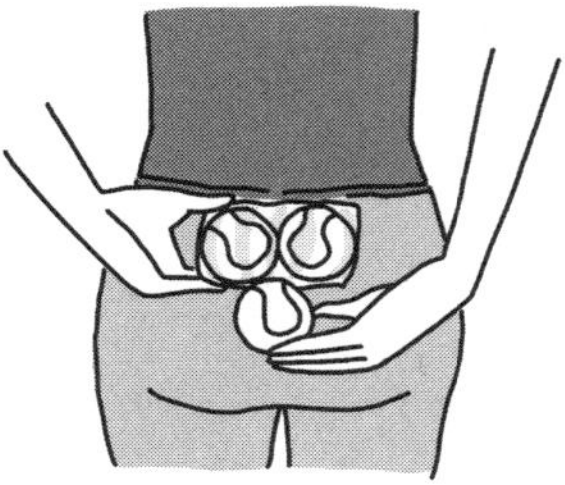

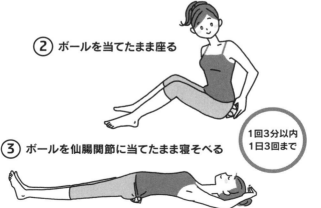

② ボールを当てたまま座る

1回3分以内
1日3回まで

③ ボールを仙腸関節に当てたまま寝そべる

いくつか注意点を挙げておくと、この体操を行なう際は、必ずフローリングなどの硬い床の上で行なってください。ベッドや布団の上では十分な効果を上げることができません。また、長くやればやるほど効果が上がるというわけではないので、1回の体操は長くても3分以内、1日に行なう回数は3回以内にしておきましょう。1日2回、朝の起床後と夜の就寝前に行なうのがいちばん習慣として続けやすいと思います。

それと、ボールを当てる仙腸関節の位置を間違えないように気をつけてください。正確な位置に当てるには、もう1個別にテニスボールを用意しておくと便利です。

まず、お尻の割れ目の上にある尾骨の出っ張りを指でなぞって見つけ、そこに1個のテニスボールを当てます。次に、その上に逆三角形状になるように「2個つなげたテニスボール」を当ててください。尾骨に当てた1個のボールをはずせば、ちょうど2個のボールが仙腸関節の位置に来るようにセットされるはず。この位置を覚えておいて、適確に仙腸関節を刺激して効果を上げていくようにしましょう。

なお、この「テニスボール体操」には、仙腸関節だけでなく、頸椎や肩甲骨、胸椎を刺激してゆるませるバージョンもあります。基本的に「2個つなげたテニスボール」を当てる位置が変わるだけでやり方はだいたい同じなので、ここで簡単に紹介しておきましょう。

●頸椎のテニスボール体操

「2個つなげたテニスボール」を頭と首の境目の髪の生え際あたりに当て、硬い床の上に仰向けになります。仰向けになる際はボールが頭の重みでズレないようにストッパーとして雑誌や薄い本などを敷いてください。頭と首の境目の関節は、うつむき姿勢などにより神経が圧迫されやすいところ。ここを刺激して頸椎をゆるめることにより、肩こり、首痛、不定愁訴などのさまざまな症状を改善させることができるのです。

●肩甲骨のテニスボール体操

「2個つなげたテニスボール」を左右の肩甲骨の間に当て、硬い床の上に仰向けになります。ねこ背や前かがみの姿勢がクセになっている人は、この部分がカチカチにこり固まっているはず。このテニスボール体操を行なうと、逆方向の後ろへ反る力が加わって筋肉がほぐれ、こりが解消されることになるのです。もちろん、ねこ背の解消にもおすすめです。

●胸椎のテニスボール体操

「2個つなげたテニスボール」を背中の真ん中の位置に当て、硬い床の上に仰向けになります。この位置は「胸腰椎《きょうようつい》移行部」と呼ばれる胸椎と腰椎の境目。ここ

◎3か所のテニスボール体操

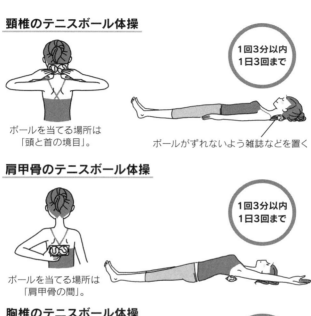

頸椎のテニスボール体操

1回3分以内
1日3回まで

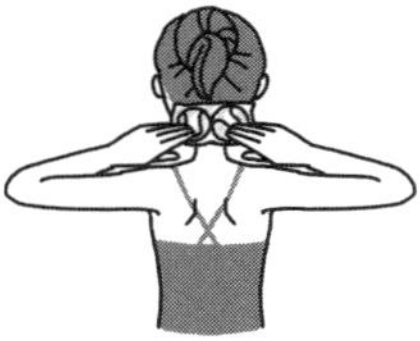

ボールを当てる場所は
「頭と首の境目」。

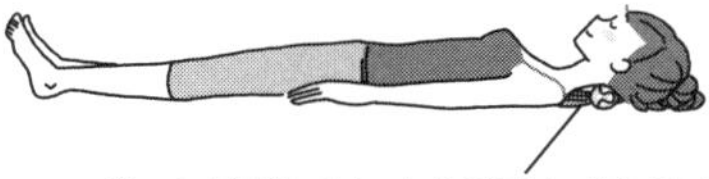

ボールがずれないよう雑誌などを置く

肩甲骨のテニスボール体操

1回3分以内
1日3回まで

ボールを当てる場所は
「肩甲骨の間」。

胸椎のテニスボール体操

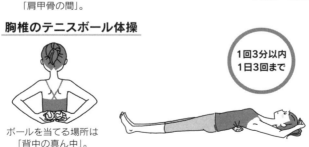

1回3分以内
1日3回まで

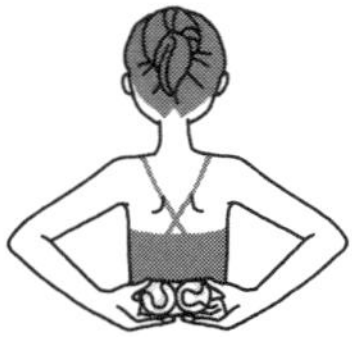

ボールを当てる場所は
「背中の真ん中」。

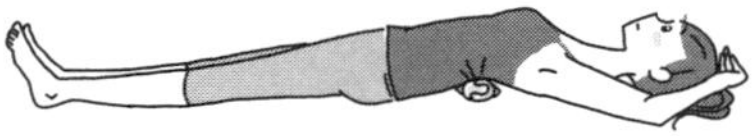

をボールで刺激すると、背骨の動きをしなやかにし、椎間板や背中の筋肉をほぐすことができるのです。もちろん、背中のこりもスッキリ解消するはずです。

これら3か所のテニスボール体操は、言ってみれば「オプションメニュー」のようなものです。あくまで、メインメニューとして行なっていただきたいのは「仙腸関節のテニスボール体操」であり、この3つは「時間に余裕があるときだけ行なう」というかたちでも構いません。あるいは、ウィークデイは仙腸関節だけ行なって、土日は他の3か所もプラスしてテニスボール体操を行なうようにするのもいいでしょう。

とにかく、このように「2個つなげたテニスボール」をうまく使って骨盤や背骨を刺激していけば、体の荷重バランスが矯正されて、椎間板が健康を取り戻していくようになるのです。ぜひみなさん、朝晩の習慣にして長く続けていくようにしてください。

極意4 「椎間板ストレッチ」を行なう

「椎間板ストレッチ」とは、その名の通り椎間板をほぐして若々しくキープしていくためのストレッチ。椎間板健康法の4つめの「柱」は、このストレッチを実践することになります。

これまで述べてきたように、わたしたちの椎間板は日々タテのプレッシャーに苦しめられています。また、前かがみの姿勢をとるとさらにそのプレッシャーが増大して、椎間板をどんどん疲弊させてしまうことにつながります。

これからご紹介する「椎間板ストレッチ」は、こうした日々のプレッシャーに対し、逆方向の力を加えてストレッチをすることで椎間板をリフレッシュさせていこうというもの。「体を後ろへ反らせる動き」を加えたり「腰を後ろへ回旋させる動き」を加えたりし、椎間板に「いつもとは逆の動き」をさせることで柔軟にほぐしていくことを目的としています。

ストレッチ・メニューは全部で6つ。これらをすべて行なう必要はありません。1日にひとつかふたつのメニューを選んだうえで、「寝返りゴロゴロ体操」や「仙腸関節のテニスボール体操」と一緒に組み合わせ、朝晩の習慣として行なっていくのをおすすめします。

6つですので、「日替わりメニュー」のように月曜からひとつずつ行なっていくのもいいかもしれません。あるいは、「ウィークデイは『オットセイ体操』だけを行ない、時間のある土日は3つか4つのメニューをまとめてやる」といったパターンで行なうのもいいでしょう。

とにかく、日々習慣として続けていけば、徐々に椎間板がほぐれて健やかに機能するようになっていくはず。ぜひみなさん、積極的に取り組んで若々しい椎間板をキープしていくようにしてください。

腰ひねりストレッチ

腰椎と椎間板をひねって柔軟性をアップ

背骨や椎間板の若さを測る目安のひとつは「柔軟性」です。背骨という「柱」が若い人はしなやかな柔軟性があり、そうでない人は柱がカチカチに固まってしまっているものなのです。

そうした柔軟性のチェックポイントとなるのが、体をひねる動きをスムーズにできるかどうか。「腰ひねりストレッチ」は、上半身と下半身を逆方向にひねって腰椎や椎間板を刺激するストレッチです。

まず、床に体を横向きにして寝そべり、上側の足のひざを90度に曲げ、ひざ小僧を床につけます。次に、床につけたひざ小僧が離れないように手で押さえつつ、上半身を反対側へ大きくひねります。この際、ひねった側の手を伸ばし、その側の肩をできるだけ床に近づけるようにしてください。そして、上半身と下半身が逆方向へ向いた姿勢を30秒間キープ。逆側も同じように行ない、これを1日左右

◎腰ひねりストレッチ

① 体を横にして上側のひざを90度に曲げる

横向きに寝て、上側のひざを90度に曲げ、ひざ小僧を床につける。

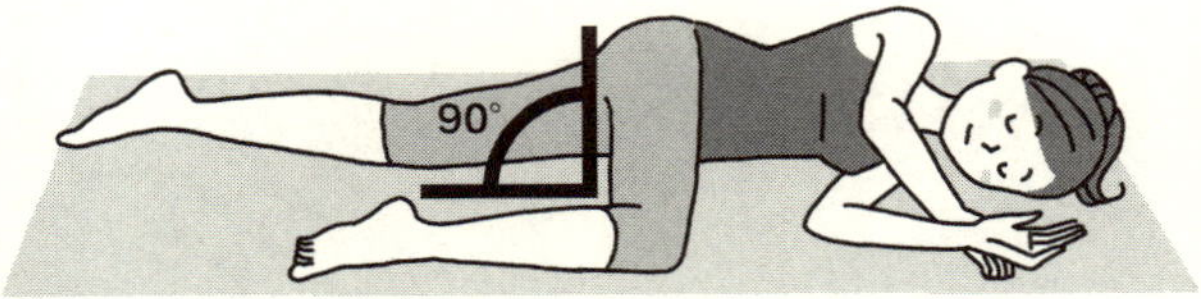

② ひざを押さえながら上半身を反対側にねじる

床につけたひざ小僧が浮かないように手で押さえながら、上半身を反対側にねじり、腕を伸ばす。逆側も同じように行なう。

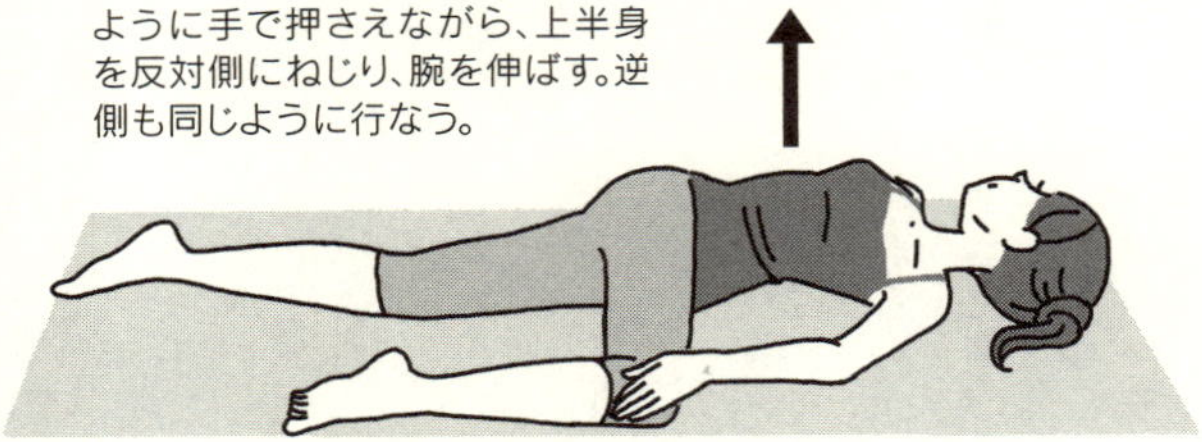

1回30秒
1日左右2~3回
ずつが目安

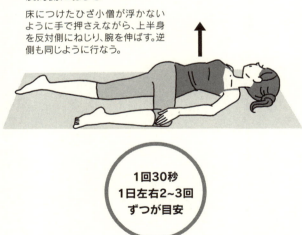

2〜3回ずつ繰り返します。

このストレッチを行なうと、腰椎や椎間板の柔軟性がアップして、背骨と骨盤の連携性がよくなってきます。また、背骨という柱の機能をトータル的に高めることができるので、姿勢がよくなってきたり体の動きがスムーズになってきたりするようにもなるでしょう。

最初はぎくしゃくしていても、慣れてくればスムーズに体をひねることができるようになってくるはずです。それは、背骨や椎間板が柔軟になってきたという証拠。ぜひ継続的に行なって、しなやかな柔軟性のある若々しい「柱」をキープしていくようにしてください。

オットセイ体操 「体を反るポーズ」で椎間板が効率よくほぐされる

普段から前かがみ姿勢をとっている人には、腰椎に「前寄りに体重をかけるクセ」がついてしまっているもの。この「オットセイ体操」は、これとは逆の「体を後ろへ反るポーズ」をとることによって、腰椎や椎間板をやわらかくほぐしていくストレッチです。

やり方は簡単。まず、床にひじから指先までをつけてうつ伏せになり、次に、腕をまっすぐ立てて上体を起こします。体の力を抜いて背中や腰が大きく反るのを意識しながら、オットセイのように胸を張ったポーズを1分ほどキープすれば終了。これを2～3回繰り返すのです。

これを日々行なっていれば、腰椎や椎間板についていた「前寄りのクセ」が後ろへ引き戻され、腰椎が柔軟に動くようになるはずです。また、「いつもとは逆の動き」をすることで腰の筋肉がほぐされるので、腰のだるさやこり、ハリなども解消するでしょう。軽い腰痛であれば、「オットセイ体操」だけで治ってしまうこともめずらしくありません。

なお、このように「背中や腰を反る動き」をとることは椎間板にとってたいへ

◎オットセイ体操

① うつ伏せの姿勢をとる

うつ伏せになり、ひじから
指先までを床につける。

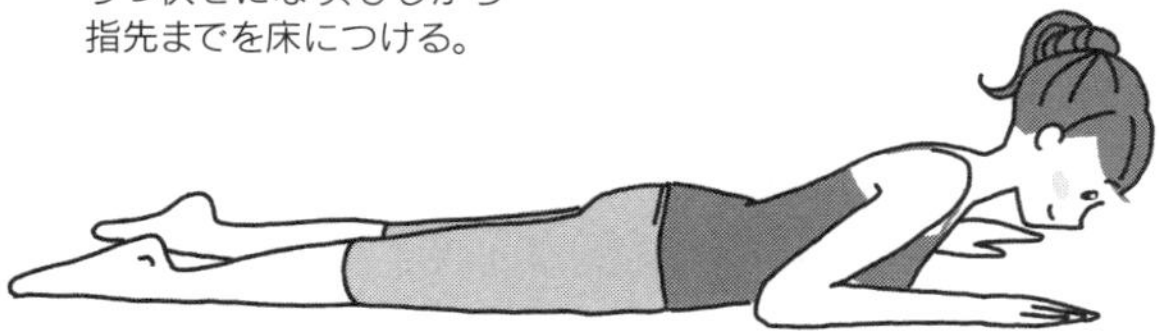

② 腕を伸ばして腰を大きく反らす

腕を伸ばして上体を起こし、オット
セイのようなポーズをとる。腰を大
きく反らしながら、1分間ほどキー
プ。1日2～3回。とくに椎間板ヘル
ニアの症状が強い人は、この体操
を重点的に行なうといい。

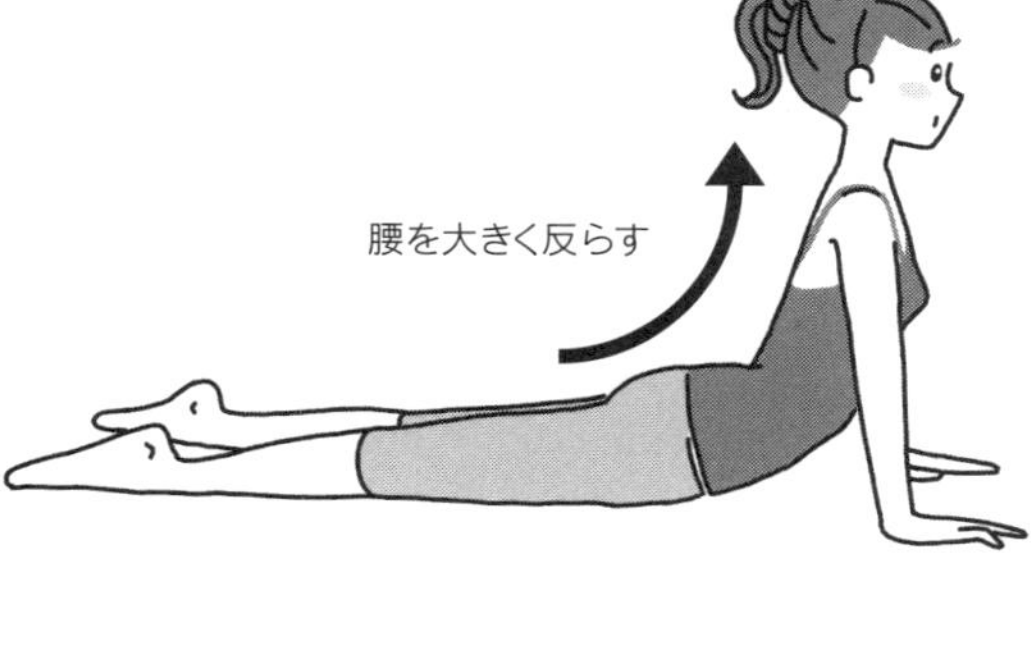

んよい刺激になるので、体操時やストレッチ時だけでなく、日々の生活の動作にできるだけ取り入れていくことをおすすめします。

たとえば、入浴時にできるだけ背中や腰を反って湯船に浸かるとか、背中や腰を反らせるのを意識して台所仕事を行なうとか……。あるいは、うつ伏せになってひじをついた状態で顔を上げ、体を反らしながらスマホを操作したりテレビを観たりするのもいいでしょう。こういった日々の小さな行動も、積み重なれば椎間板の健康に大きなプラスとなっていくはずです。

壁オットセイ体操 壁さえあればいつでもどこでもストレッチできる

「オットセイ体操」には、立って行なうことのできるバージョンもあります。それが「壁オットセイ体操」です。

まず、壁から離れてまっすぐ立ちます。足は肩幅に開いてください。そのうえ

◎壁オットセイ体操

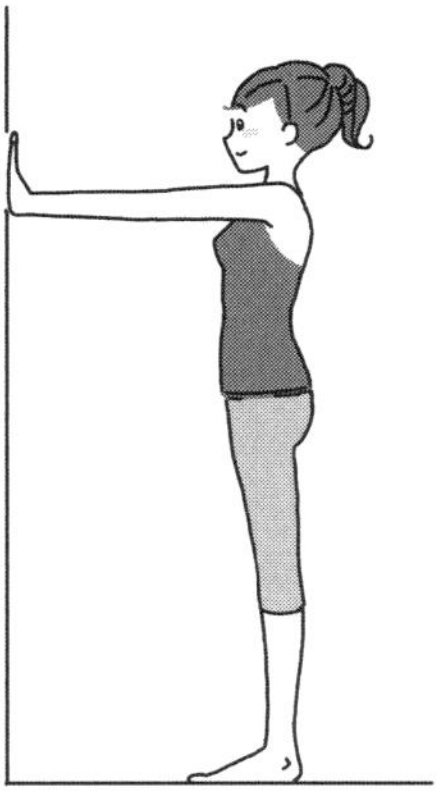

①まっすぐ立って両手を壁につける

壁から離れ、足を肩幅に開いてまっすぐ立ち、両手を壁につける。ひじをまっすぐ伸ばした状態にする。

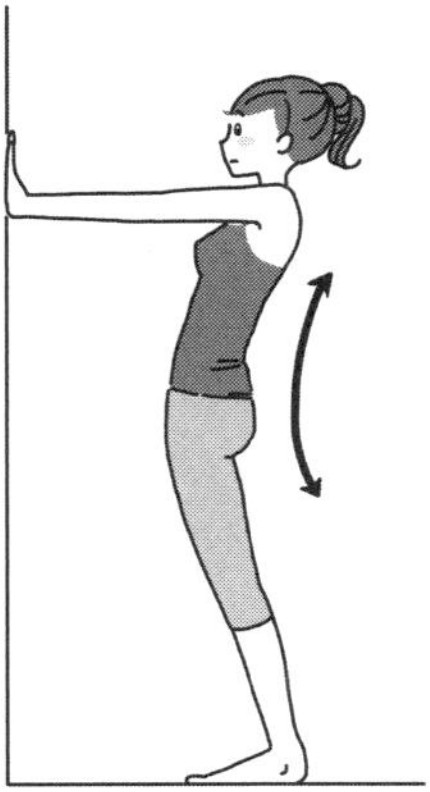

②ひじを伸ばしたまま、おなかを前に出して体を反らせる

ひじを伸ばしたまま、おなかを前方へ出し、体をたわませていく。背中と腰を十分に反らせたら①の姿勢に戻り、これを5～10回繰り返す。

で、両手を壁につけ、ひじをまっすぐ伸ばしたままの状態で、ゆっくりとおなかを前に出し、背中と腰を反らしていくのです。十分に体を反らしたらまっすぐの姿勢に戻し、これを5～10回繰り返します。

このストレッチは壁さえあればいつでもどこでもできるので、昼休みなどちょっと時間が空いたときに行なうことも可能です。デスクワークで疲れたときなどに軽く体を伸ばす体操として行なうのもいいでしょう。ぜひ気づいたときに小まめに行なって、椎間板を健康にキープするのに役立てていくようにしてください。

仙腸関節ストレッチ

外出先でも行なうことのできる仙腸関節ケア

腰の痛みやしびれはいつ襲ってくるかわかりません。外出先などで「よりによってこんなときに……」というタイミングで痛み出すこともあります。「仙腸関節ストレッチ」は、そんなときにぜひ行なっていただきたいメニュー。立った姿

◎ 仙腸関節ストレッチ

腰の左側が痛い場合

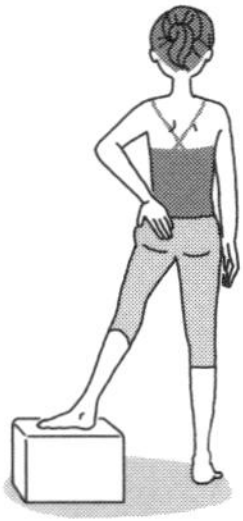

左足を左斜め後ろ45度に伸ばして台に乗せ、左側の腰に左手を当てて、右斜め前45度の方向へ強くプッシュする。

腰の右側が痛い場合

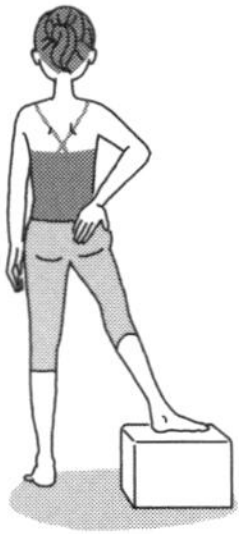

右足を右斜め後ろ45度に伸ばして台に乗せ、右側の腰に右手を当てて、左斜め前45度の方向へ強くプッシュする。

腰が痛い側と同じほうの足を斜め後ろ45度の方向へ伸ばし、低めのイスや台などに乗せる。次に、痛い側の仙腸関節の位置に手を当て、斜め前45度の方向へ強く押し込む。これを数回繰り返す。

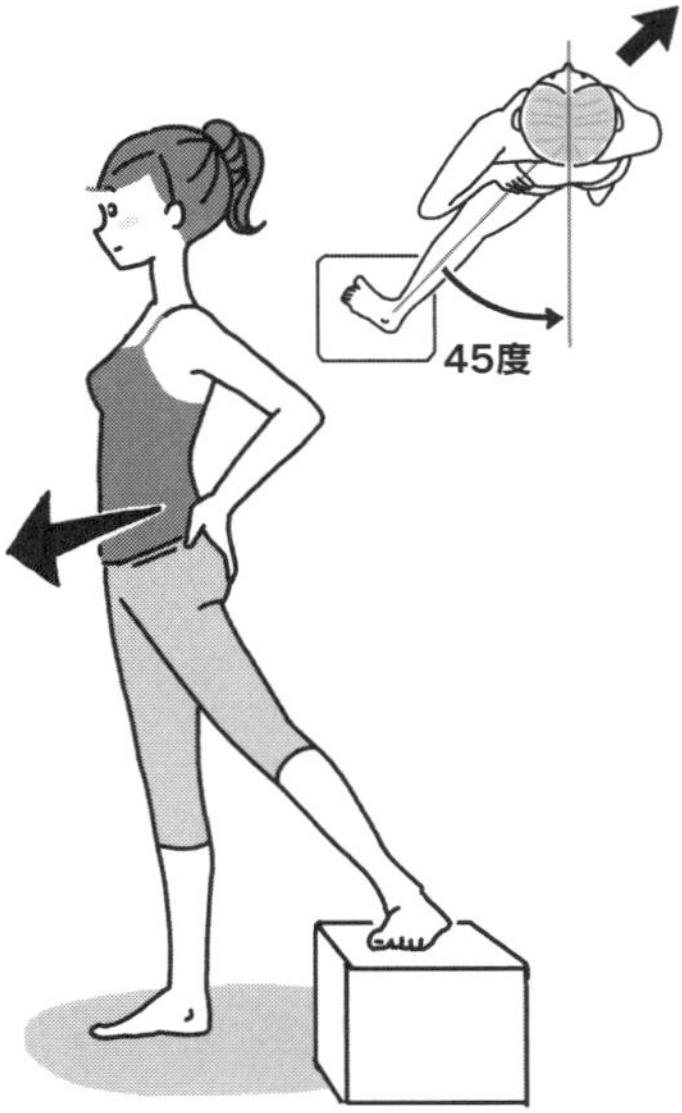

勢のまま仙腸関節を刺激することにより、痛みやしびれなどの症状を一時的に軽減させることができるのです。

まず、腰が痛い側と同じほうの足を斜め後ろ45度の方向へ伸ばし、低めのイスや台などに乗せます。次に、痛い側の仙腸関節の位置に手のひらを当て、斜め前45度の方向へグイッと強く押し込むのです。つまり、後ろへ伸ばした足と一直線になる方向へ向かって腰を強く前へプッシュするかたちになります。これを数回繰り返せば、仙腸関節がゆるみ、腰椎の負担が軽減して、痛みの程度がかなりマシになってくるはずです。

なお、このストレッチは、長時間運転して腰がだるくなってきたときや長時間デスクワークをして腰が疲れたときに行なうのもおすすめ。さらに、普段から行なうようにすれば、仙腸関節の動きをよくして腰痛予防につなげていくこともできるでしょう。ぜひ、そのときそのときの腰の状況に合わせて、うまくこのメニューを利用していくようにしてください。

ぶら下がり健康法 自分の体の重みで背骨と椎間板を伸ばすストレッチ

年配の方はご存じと思いますが、昔、「ぶら下がり健康法」というストレッチが大流行したことがあります。

これは、背の高い鉄棒のようなバーに両手でぶら下がって体を伸ばす健康法。ただ単にぶら下がるだけなのですが、当時は専用の器具もけっこう売れていました。

ただ、この健康法、けっこうバカにできないのです。むしろ、背骨や椎間板の健康に対する効果という点では「かなり有効」と言ってもいいのではないでしょうか。

試しに公園にある遊具の「雲梯《うんてい》」などにぶら下がってみてください。きっと、自分の体の重みで背中や腰が伸びるのが感じられるのではないでしょうか。とくに、普段前かがみの姿勢をとりがちな人はスッキリするはず。それに、このときには、背骨や椎間板もグンと伸びていますので、十分に「椎間板ストレッチ」の効果が上がっていることになるのです。

ですから、公園を散歩したときなどは、こうした遊具にぶら下がってストレッチを行なうようにするといいでしょう。ただ、落ちてケガをしないように十分に注意をしてください。それと、家の家具やカーテンレールなどの不安定なものにぶら下がるのは危ないので絶対に避けましょう。

上体ぶらんぶらん体操

体を斜め後ろへ回旋させて腰の椎間板を刺激する

腰の椎間板をほぐすには、体を斜め後ろへ回旋させるような動きをするのがたいへん効果的です。

なぜ「斜め後ろ」がいいのかというと、椎間板が押し潰されてくるとヘルニアが斜め後ろ方向左右どちらかへ向かってはみ出していくことが多いから。こういうとき前かがみの姿勢をとると、よけいにヘルニアが後ろへ出ていってしまうことになります。

だから、前かがみとは正反対に、体を後ろへ反り、体を斜め後ろへ回旋させるような動きをするといいのです。つまり、体を斜め後ろへ回す「逆の動き」を加えると、その動きに椎間板が刺激され、ヘルニアが元のさやに戻っていきやすくなるわけですね。

そして、こうした体を斜め後ろへ回旋させるストレッチでもっとも手軽にできるのが「上体ぶらんぶらん体操」です。

これは、ネーミング通り、上体と腕を左右斜め後ろ方向へぶらんぶらんと振り回すストレッチです。別にやり方の説明もいらないとは思いますが、行なう際は、肩幅に足を開き、体の後ろ側に重心を置いて立つようにしてください。そのうえで、体の力・手の力を抜いて、上体と両手を左右へぶらんぶらんと交互に回して

◎上体ぶらんぶらん体操

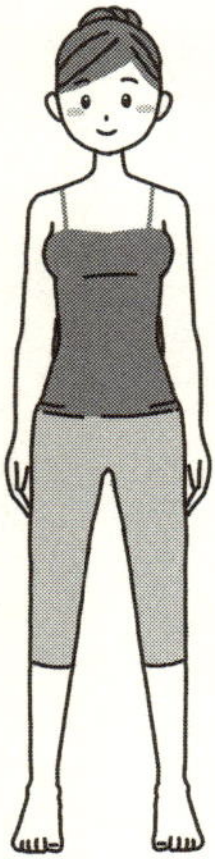

① まっすぐ立つ

肩幅に足を開き、体の後ろ側に
重心を置いてまっすぐ立つ。

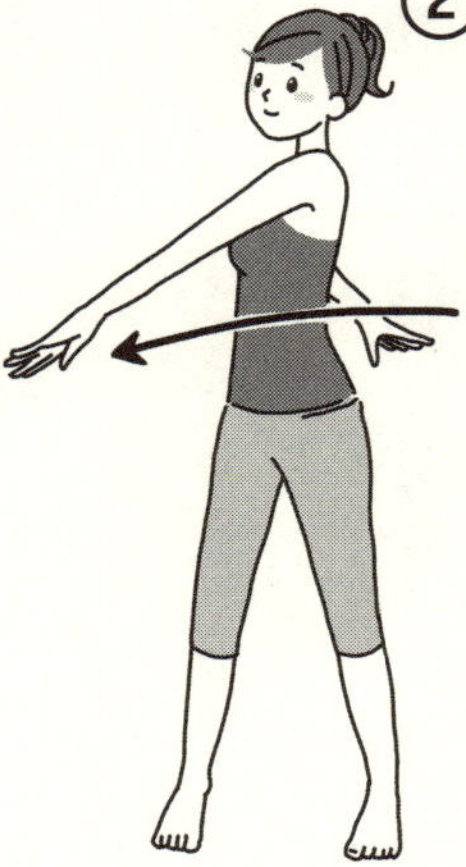

② 腰椎を意識しながら、上体と腕を回旋させる

体の力を抜き、上体と腕を斜め後ろ方向へ回旋させる。体の中心にある腰椎が動くのを意識しながら回すといい。

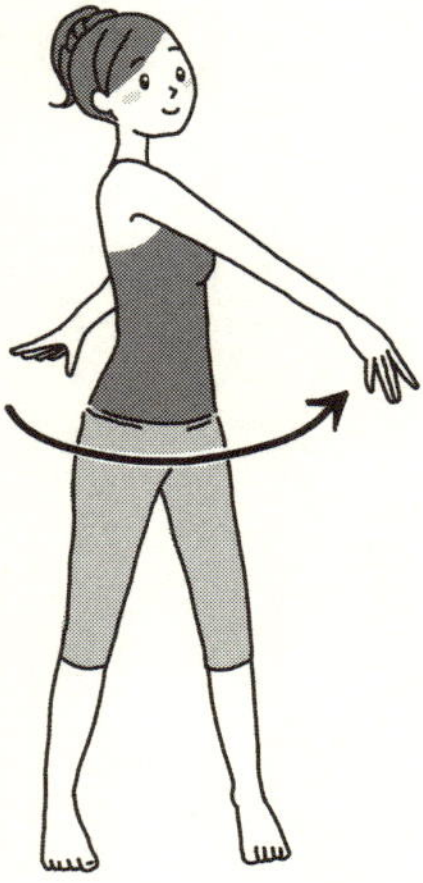

③ 反対側も同様に回旋させる

反対側も同じように力を抜いてぶらんぶらんさせる。左右交互に10~20回行なうのが目安。

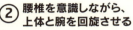

いくのです。このとき、体の中心にある腰椎が左右斜め後ろへリズミカルに回旋していくのを意識しながらぶらんぶらんさせていくと、よりいっそうの効果を上げられることでしょう。

この体操はとにかく簡単であり、時と場所を選ばずに行なうことができます。ですから、いつでも気がついたときにぶらんぶらんさせるようにしてみてください。また、「寝返りゴロゴロ体操」や「仙腸関節のテニスボール体操」を行なう前後の「準備体操」や「整理体操」として行なうのもいいのではないでしょうか。

極意5 「椎間板ウォーク」を身につける

それでは、椎間板健康法の「5つの柱」のうちの最後のハウツーに移りましょう。

5つめの柱はウォーキングについてです。

最初に言っておくと、背骨や椎間板を健康にキープしていくには日々よく歩くことが欠かせません。また、腰痛やひざ痛にならないようにするためにもよく歩くことは欠かせません。

歩いていると、背骨や椎間板がそのたびにしなり、腰椎や仙腸関節、ひざ関節なども同時に小刻みに動かされます。わたしたちの背骨や椎間板、関節が調子を落とすことなく機能していくには、こういう普段の一歩一歩の動きが不可欠なのです。

もっとも、どんな歩き方でもいいというわけではありません。前かがみやねこ背の姿勢で歩いていたら、荷重のかかるバランスが悪くなり、かえって腰やひざの関節に負担をかけてしまう場合もあります。ですから、歩く際は椎間板や関節に負担をかけることのないように、まず「正しい歩き姿勢」をマスターする必要があるのです。

では、椎間板や関節に負担をかけない「正しい歩き姿勢」とは、いったいどの

◎ 正しい歩き姿勢

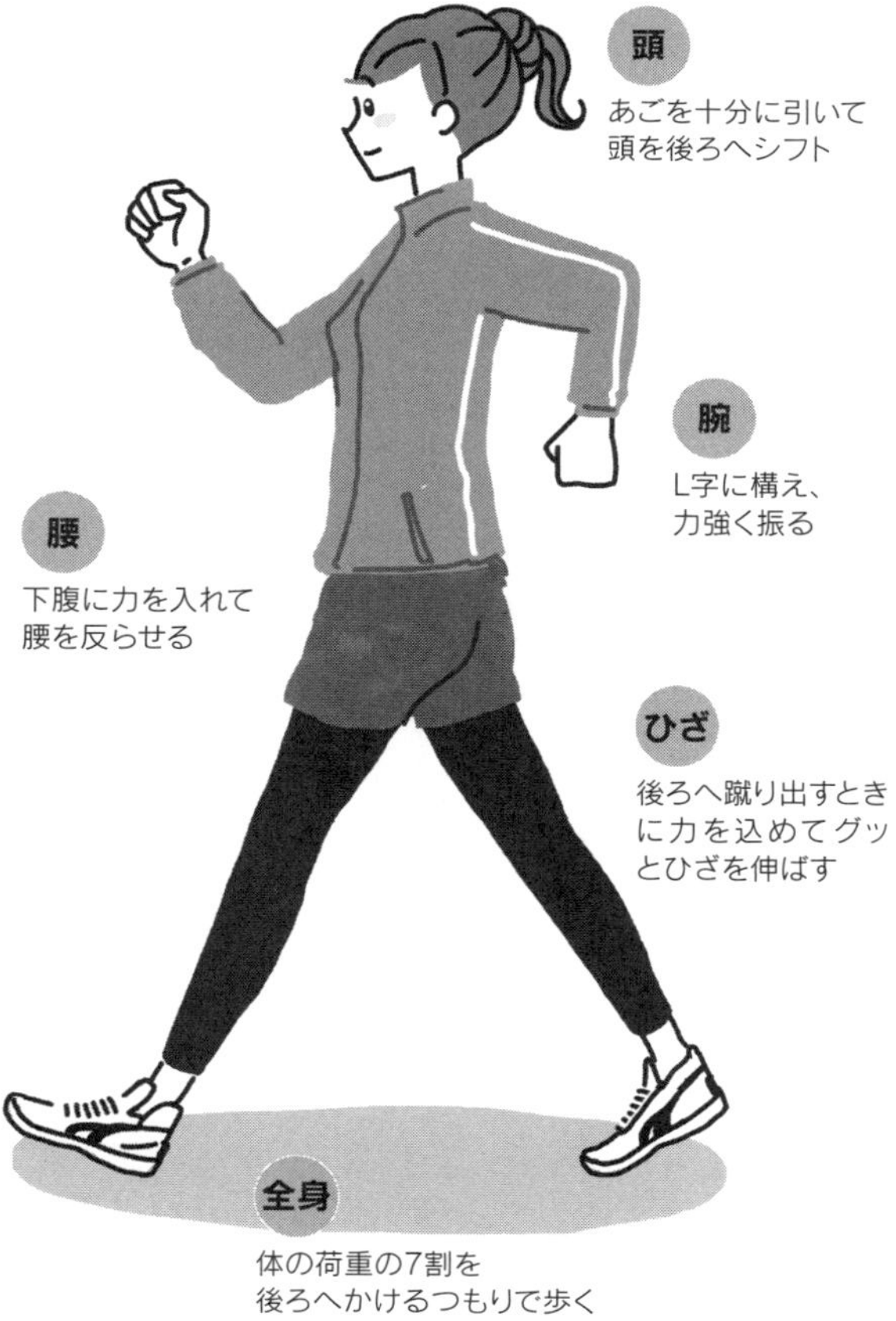
頭
あごを十分に引いて
頭を後ろへシフト
腕
L字に構え、
力強く振る
腰
下腹に力を入れて
腰を反らせる
ひざ
後ろへ蹴り出すとき
に力を込めてグッ
とひざを伸ばす
全身
体の荷重の7割を
後ろへかけるつもりで歩く

ようなフォームなのか。

ベースとなるのは100ページの「極意1」で述べた「正しい立ち姿勢」です。すなわち、「あごをしっかり引く」「両肩を引いて胸を張る」「腰を反らせる」「ひざをまっすぐ伸ばす」「7割方の体重を体の後ろ側にかける」の5点を守り、後ろ重心でまっすぐ立ちます。

そして、その「正しい立ち姿勢」をキープしながら、足を踏み出していくのです。このとき、頭を上げて視線は少し遠めに据え、おなかに力を込めながら、一歩一歩、かかとから着地してつま先で蹴り出していきます。歩幅は少し広めにして、サッサッとリズミカルに歩くようにしてください。また、地面を蹴る際は、ふくらはぎの筋肉に力を込め、股関節とひざ関節をグッと一直線に伸ばすようなつもりで蹴り出しましょう。

なお、腕はできればL字に構えて前後によく振って歩くのが理想です。こぶしが顔の前に上がるくらいに腕を振れば、自然に足も勢いよく出るようになり、スピードに乗って歩けるようになるでしょう。ただ、通勤や買い物の行き帰りなどで歩く場合は、腕を振り気合を入れて歩くと少々気恥ずかしい部分もあるので、「腕振り」はその時々のシチュエーションに合わせて適宜行なうようにすればいいと思います。

それと、とくに意識してほしいのは「体の後ろ側に体重をかけること」。後ろ重心で歩いていると、背骨に体の重みが乗って椎間板や関節に余計な負担がかからなくなります。このため、自然に足腰の関節の歯車がなめらかに回るようになり、体全体を使ったスムーズな歩き方ができるようになるのです。胸を張り、体を反りながら後ろ重心で歩いていると、傍から見ると少しいばったような姿に映るかもしれませんが、続けていればそのほうがずっとラクに歩けることがわかるはずです。

つまり、このような正しい姿勢で歩いていれば、椎間板や関節に無理をかけることもなく、腰痛やひざ痛になることもなく、高齢になっても丈夫な足腰を保ったまま、いつまでも元気に歩いていられるようになるのです。

ちなみに、1日の歩数は8000歩前後がいいとされています。これは、「ウォーキングをしよう」と思って歩いた歩数だけでなく、買い物に行ったり家の中で歩いたりといったすべての歩数を組み入れた数字ですので、なるべく生活の中で小まめに歩くようにしていくといいでしょう。

ただ、私はそれほど「歩数」や「歩いた時間・距離」にとらわれる必要はないと思っています。むしろ、短い時間、短い距離でも構わないから、背骨や椎間板、関節をしっかりと動かして、正しいフォームで歩くようにすることのほうがずっと大事です。

それというのも、私の長い治療経験上、腰痛などの関節トラブルのある人は、たくさんの時間や距離を歩くよりも、5分でも10分でもいいから意識をフォームに傾けて歩くほうがよい効果が現われやすいのです。

要するに、多くの量を歩けるに越したことはないにしても、だからといって「歩き方の質」を落としてしまってはダメだということ。ウォーキングは「量よりも質」。どうでもいい姿勢で長い時間を歩くより、正しい姿勢で短い時間を歩くほうがはるかに大切なのです。

そこで、この場で「短い時間を歩くだけでも椎間板に大きな健康効果を発揮するウォーキング法」をご紹介しておくことにしましょう。

名づけて「椎間板ウォーク」。これは簡単に言えば、歩くたびに上体を後ろへひねって腰椎の椎間板を回旋させる歩き方です。

先ほども述べたように、腰の椎間板を健康にキープするには、斜め後ろへ体を回旋させるような動きを加えていくことが有効です。だから、左足を踏み出すときにはL字に構えた左腕をグッと後ろへ引き、それと同時に上体を左後ろへひねる。右足を踏み出すときにはL字に構えた右腕をグッと後ろへ引き、それと同時に上体を右後ろへひねるのです。これを繰り返して、腰椎の椎間板を左右に回旋させながら歩くわけですね。ぜひ、一歩一歩のフォームをしっかりと意識しつつ、体の中心にある椎間板が心地よく回旋するのを感じ取りながら歩くようにしてください。

なお、この「椎間板ウォーク」は、椎間板ヘルニアなどの腰痛症状がある人にもたいへんおすすめです。この場合、「腰が痛むほうの側に後ろへ大きくひねる」のがコツ。腰の右側が痛い人であれば右後ろへ大きくひねり、腰の左側が痛い人であれば左後ろへ大きくひねることになります。

この歩き方をしていると、後ろへひねる動きによって椎間板ヘルニアが「元のさや」に戻りやすくなりますし、腰を回旋させることによって仙腸関節もゆるみやすくなります。すなわち、「腰の椎間板」「骨盤の仙腸関節」という体のカギとなる関節の調子が上向くことになるため、腰痛などのトラブルの軽減・解消にたいへんつながりやすいのです。

◎ 椎間板ウォーク

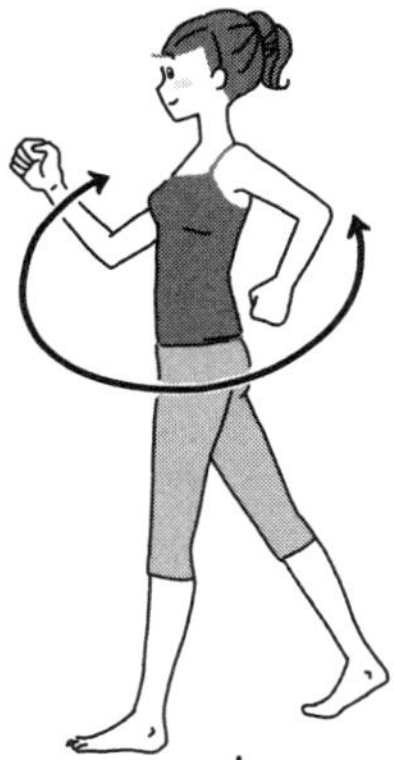

足を踏み出すたびに上体を左右斜め後ろへ回旋させながら歩く。腕を後ろへ強く引くと同時に上体を回旋させるのを意識するといい。

腰の左側が痛いとき

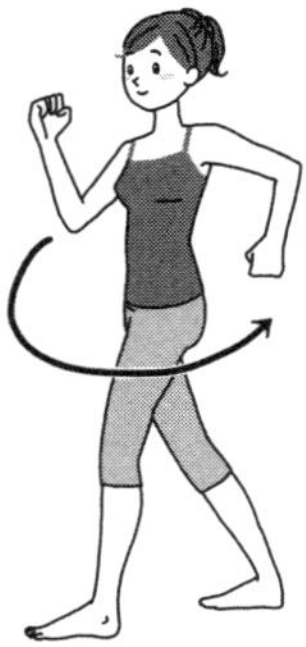

左の腰が痛いときは、左腕を強く後ろへ引くと同時に上体を左斜め後ろにひねる。

腰の右側が痛いとき

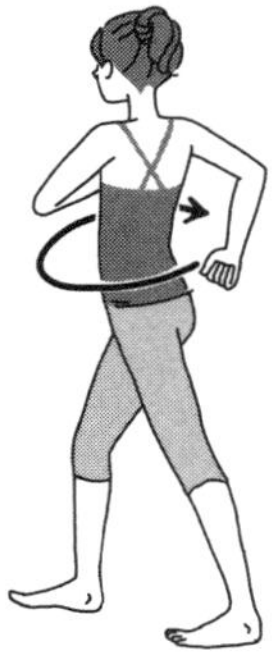

右の腰が痛いときは、右腕を強く後ろへ引くと同時に上体を右斜め後ろにひねる。

私の患者さんには、1日3～5分、この「椎間板ウォーク」を行なうのを習慣づけただけで、長年の腰の痛みから解放されたという方もいらっしゃいます。ですから、みなさんもトライしてみてください。

とにかく、この歩き方をするのはほんの短時間でOK。もし、1日に20～30分のウォーキングをするのなら、最初の5分を「椎間板ウォーク」にあてるとか、通勤帰りに駅から家までの道を歩くのなら、最後の3分を「椎間板ウォーク」にあてるとか、自分の生活スタイルに組み込んで工夫してみてください。

繰り返しますが、ウォーキングは量よりも質が大事。一歩一歩、フォームに意識を集中させながら歩く習慣は、この先の人生、みなさんが健やかな椎間板をキープし続けていくのに大いに役立つことでしょう。

第4章

毎日の生活でこんなに差がつく!「椎間板」にいい習慣・悪い習慣Q&A

Q1▼くしゃみや咳が椎間板に大きなダメージになるって本当？

A 本当です。でも、手をついて体を支えるだけでだいぶ違います。

椎間板に不調やトラブルを抱えている人にとって、くしゃみや咳は非常に怖ろしい生理反応です。

とくに、椎間板ヘルニアの傾向がある人は要注意。なぜなら、くしゃみをした拍子にぎっくり腰を起こしたり、咳き込んだのを機にヘルニアが悪化したりすることがたいへん多いからです。

〝たかがくしゃみくらいで大げさな……〟と思う人もいるかもしれません。でも、くしゃみをしたり咳き込んだりしたとき、腰椎の椎間板には平常時の4倍の衝撃がかかるとされているのです。その衝撃によって椎間板が被《こうむ》るダメージは「危険と言っていいくらいのレベル」だと思うべきでしょう。

では、その「危険な衝撃」をどうやって防げばいいのか。

くしゃみや咳自体はなかなか防げるものではありませんが、椎間板にかかる衝撃度は工夫次第でだいぶやわらげることが可能です。

その工夫とは「手をついて体を支えること」。くしゃみや咳が出そうになったとき、机でも柱でも手すりでも何でもいいから、とっさに近くのものに手を伸ばして、つっかえ棒をするような要領で体を支えるのです。

そうすれば、体が安定し、腰椎の椎間板にかかる衝撃が分散されて、椎間板へのダメージを大幅に減らすことができます。「くしゃみや咳が出そう→何かをつかむ・何かに手をつく」を習慣にしていれば、それだけでもかなりぎっくり腰やヘルニア悪化を防げるのではないでしょうか。

とりわけ、風邪や花粉症のシーズンなど、咳やくしゃみをしやすい時期は十分に気をつけてください。また、もし咳やくしゃみの症状が長く続く場合は、呼吸器科や内科などに相談をし、早く症状を治してしまうようにしましょう。

Q2▼「草むしり」はもっとも椎間板を傷めやすい作業だった？

A その通りです。学会でもリスキーな作業だとされています。

前にも触れたように、「草むしり」はもっとも腰痛を引き起こしやすい作業のひとつです。長時間しゃがみ、腰を深く丸めながら1本1本雑草を引き抜くのは、腰の筋肉や椎間板にとってはさしずめ「苦行」や「拷問」のようなもの。腰痛の学会でも、草むしりの体勢は腰の健康にいちばんよろしくないとされています。

ですから、腰の健康を考えるなら、草むしりと同じような体勢をとる作業はできるだけ避けるべき。庭のお手入れ、ガーデニングなどをどうしても行なわなくてはならない場合は、移動式の作業イスを使ったりして、できるだけ腰を深く丸めずに済む体勢で行なうことをおすすめします。あるいは、便利屋さんや専門の業者に料金を払って手入れを頼むのも考慮すべきではないでしょうか。

Q3▼歳をとって椎間板が潰れてくると背も縮んでくるの？

A 椎間板が縮んだ分だけ身長も縮むことになります。

中高年になると、若い頃よりも身長が低くなる人が多いもの。そのいちばんの理由は「椎間板が縮んだせい」だと言っていいでしょう。

先にも述べたように、椎間板は体の重みや重力を常に受け続けています。長年にわたってこうしたタテのプレッシャーを受け続けていれば、当然、だんだん椎間板が押し潰されて縮んでくる。つまり、そうやって椎間板が圧縮されるとともに身長も縮んでくるわけです。

どれくらい身長が縮むかは人により差がありますが、やはり姿勢が悪い人は縮む比率が大きいようです。きっと、悪い姿勢で椎間板に長年大きなプレッシャーをかけ続けていると、より背丈も縮みやすくなるものなのでしょう。

Q4▼朝と夜とで身長が違うのは「椎間板の内圧」が違うせい？

A 身長は椎間板のコンディションでけっこう変わるのです。

みなさんは人の身長が「朝測ったとき」と「夜測ったとき」とで違うのをご存じでしょうか。実際に測って比べてみればわかりますが、朝は身長が高く、夜は身長が低いのです。

そして、じつはこれも椎間板のせい。

考えてみてください。多くの人は日中は体をタテにして行動していますから、体の重みと重力の影響を受けて、夕方や夜は椎間板が縮みがちになります。それに、夕方や夜は椎間板に含まれる水分が少なくなって内圧が低くなり、その分椎間板が少しだけ縮むのです。背骨には23個の椎間板があり、そのひとつひとつがちょっとずつ縮むわけですから、夜に身長を測定したときにいつもより低めの数字が出てもまったく不思議ではありません。

一方、多くの人は夜は体をヨコにして寝ています。椎間板は夜の間じゅう体の重みや重力のプレッシャーを受けることなくのびのびとしているため、朝、起きたときには厚みを増しがちになります。また、朝は椎間板に含まれる水分が多くなり、内圧が高くなります。これは、椎間板が膨張して少しふくらむということ。つまり、23個の椎間板のひとつひとつが少しずつふくらむために、朝に身長を測ったときはけっこう高めの数字となるのです。人にもよりますが、夜測ったときと朝測ったときとで1センチくらいの違いが出るのは普通。場合によっては2〜3センチの差が出ることもあります。

また、こうした椎間板の朝晩でのコンディションの差は、痛みなどの症状にも影響してきます。たとえば、椎間板ヘルニアの人は、朝、症状がひどくなることが多いのですが、それは、朝に椎間板が膨張して内圧が高まるのが理由。圧が高まるために、飛び出したヘルニアがより神経に触れやすくなってしまうのです。

Q5▼人間以外の動物は椎間板ヘルニアにならないの？

A いいえ。犬や馬も椎間板ヘルニアになるそうです。

直立二足歩行をする人間が椎間板のトラブルを抱えがちなのはある意味仕方のないこと。体をタテにして行動をすれば、どうしても椎間板に過剰なプレッシャーがかかってしまうのです。

ただ、体をヨコにして四本足で歩く動物たちに、まったく椎間板トラブルがないのかというと、じつはそうでもないのです。たとえば、犬や馬には稀《まれ》に椎間板ヘルニアになるケースがあることが知られています。ちなみに、犬の中でもとくに椎間板ヘルニアになりやすい犬種がダックスフント。長い胴体の重みを短い足で支えなくてはならず、椎間板に負担がかかりがちになるのだそう。ペットとして飼っていらっしゃる方は注意しておいたほうがいいでしょう。

Q6▼背中や腰をマッサージするのは、椎間板にはいい？　悪い？

Aなでるような軽いマッサージならOKです。

椎間板の疲弊の症状がある人は、程度の差はあれ腰周辺の筋肉が緊張してこり固まっていることが多いもの。だから、軽いマッサージで背中や腰周辺の筋肉をもみほぐすのはOK。血流がよくなり筋肉がやわらかくほぐれるため、椎間板にもよい影響が期待できます。

ただ、そのマッサージは「なでる」くらいの軽い刺激で十分。強いマッサージをすると、かえって痛みを増幅してしまうこともあるので注意してください。それに、手の指やつぼ押し棒で腰の椎間板部分を強く押したり、マッサージ器や肩たたき棒などで腰を強く刺激したりするのもNG。椎間板は繊細なつくりになっています。外部から腰に与える刺激は、極力マイルドなものを心がけましょう。

Q7▼「ジャンプする運動」は椎間板によくないって本当？

A 本当です。タテの衝撃やプレッシャーを増すことにつながります。

私は、人間の体の構造はぴょんぴょん飛び跳ねるような運動を行なうのには向いていないと考えています。

シンプルに考えてみてください。普通に立って歩いているだけでも、体にかかるタテの荷重をうまく扱えず、椎間板を疲弊させて腰痛やひざ痛になる人が大勢いるのです。ぴょんぴょんとジャンプをするような運動でそれ以上タテの衝撃を加えたら、椎間板はプレッシャーにたまりかねてたちまち悲鳴を上げることになりかねません。

ですから、腰のため、椎間板のためを考えるなら、タテにジャンプをするような運動はなるべく控えたほうがいいのです。

たとえば、バスケットボールやバレーボール、トランポリン……このように大きくジャンプをするスポーツでは、着地をしたときに椎間板に計り知れないくらいの衝撃負担がかかることになります。それに、ジョギングやマラソンもタテの小刻みな衝撃が繰り返しかかることになるため、長期間にわたって続けていると椎間板を弱らせることにつながってしまいます。実際に、私の治療院にも、こうしたスポーツをされたことにより腰やひざを痛めて来院される患者さんがたくさんいらっしゃいます。

それと、牛や馬のロデオ競技のように予測不能な激しい衝撃を繰り返し腰にかけるのは、椎間板を痛めるためにやるようなもの。遊園地のアトラクションや遊具にも、たまにああいう不規則な衝撃を体にかけるタイプのものがあるので、乗る際は十分に注意してください。さらに、高いところからひょいっと飛び降りるようなときも、着地のときにかなりの衝撃負担が椎間板にかかります。〝これくらいなら飛べる〟と思っても、できるだけ無理はしないようにしましょう。

Q8▼「椎間板健康法」はダイエットにも効果があるのでしょうか？

A 無駄な脂肪が落ちてきれいなボディラインになる人は大勢います。

私は、正しい姿勢をとり、正しく関節を動かして行動をすることがダイエット成功の秘訣だと考えています。

そもそも前かがみなどの悪い姿勢をとっていると、肩や背中、腰などの特定の部位にだけ力がかかり、その部分の筋肉が緊張します。また、緊張とは反対にゆるむ部分も出てきて、おなか、お尻、太ももなどの特定の筋肉がたるんできます。そして、こうした体のゆるんだ部分に脂肪がつくわけです。一方、普段から「後ろ重心」の正しい姿勢をとっていると、背骨を中心として体全体の関節や筋肉がバランスよく使われるため、体の特定の部分が緊張したりたるんだりといったことがなくなってきます。なおかつ、おなか、お尻、太ももなどの筋肉にもしっかりと力が入るようになるため、これらの部分の脂肪が自然にとれてボディラインがすっきりしてくるようになるのです。

それに、おなか、お尻、太ももなどの下半身に脂肪がつきやすいのには、じつは仙腸関節も影響しているのです。仙腸関節近くに「腸腰筋《ちょうようきん》」というインナーマッスルが走っているのですが、仙腸関節の動きが悪いとこの腸腰筋の動きが落ち、すると、おなか、お尻、太ももなどの筋肉の動きも悪くなって、そこに脂肪がついていくようになるわけです。しかし、この問題は仙腸関節の動きを回復させれば解消できること。仙腸関節の動きがよくなれば、自動的に腸腰筋の動きもよくなり、下半身の脂肪も落ちやすくなっていきます。

ですから、「椎間板健康法」で姿勢をよくしたり仙腸関節の動きをよくしたりしていけば、ダイエットにも十分つながることになるのです。実際、私の診てきた患者さんにも、「腰を治したらやせた」「姿勢を正したら無駄な脂肪がとれた」という方が数多くいらっしゃいます。ぜひみなさんもトライしてみてください。

Q9▼えっ、サイクリングが椎間板によくない？　その理由は？

A　骨盤の仙腸関節の動きを悪くしてしまうケースが多いのです。

最近、スポーツタイプの自転車に乗って、街を軽快に走ったり海山へツーリングに出かけたりする人が増えています。

しかし、椎間板の健康の面から言うと、こうしたサイクリングの趣味はあまり好ましくないのです。

そのいちばんの理由は、仙腸関節が機能異常を起こしやすくなるから。長時間自転車に乗っていると、細いサドルが骨盤の仙骨を奥へ押し込んでしまうことになります。このように仙骨が押し込まれると、仙腸関節がカギをかけられたように動かなくなってしまうことが多いのです。すると、この仙腸関節の不調のしわ寄せで腰の椎間板に重い負担がかかり、椎間板をどんどん疲弊させていってしまうようになるわけですね。

また、ママチャリならまだしも、スポーツタイプの自転車の場合、乗っている間じゅうずっと前傾姿勢をとり続けることになります。その姿勢も椎間板を弱らせることにつながりやすいのです。ツーリングで何時間も前傾姿勢でペダルを漕ぎ続けたりすれば、それだけで腰の椎間板を相当に疲れさせてしまうことになるのではないでしょうか。

なお、前傾姿勢をとることの多いスポーツは、サイクリング以外にもいろいろあります。前にも触れましたがボクシングは常に前傾姿勢をとって構えるのが基本。それに、スピードスケートやフィギュアスケート、スノーボード、アイスホッケー、フィールドホッケー、サーフィンなども前傾姿勢をとり続けなくてはならないスポーツです。

サイクリングに限らず、「椎間板に負担をかけやすいスポーツ」を行なう場合は、十分に腰の健康コンディションに注意を払いつつ行なうようにしましょう。

Q10▼体の冷えは椎間板の症状の悪化につながるのですか？

A 冷えは症状を悪化させる大敵。お風呂などで体を温めましょう。

みなさんの中にも、体が冷えるとてきめんに腰痛が悪化する人が多いはずです。これからもわかるように、冷えは椎間板トラブルを悪化させるもと。冷えると血管が収縮して血流が悪くなりますし、自律神経も交感神経が優位になって緊張するため、小さな痛みでも拾いやすくなるのです。

ですから、冷えは症状悪化のもとと心得て、冬の寒さや夏の冷房風からできるだけ体をガードするよう心がけてください。とくに女性の方は下半身が冷えやすいので、季節に応じてひざ掛けやショールなどを携行し、すぐに腰などに掛けられるようにしておくといいでしょう。

また、体を温める習慣も大切。そして、そのために普段から活用してほしいのがお風呂です。毎日ゆっくりと湯船に浸かって、体を芯から温めるのを習慣にしてください。お湯の温度は39度くらいのぬるめに設定するのがおすすめ。体が温まると、全身の血行がよくなりますし、自律神経もリラックスモードの副交感神経優位になるため、いつもは感じる痛みも感じにくくなります。体が冷えているときや、腰やひざの痛みがひどく感じるときは、1日に2度入浴して体を温めるのもいいでしょう。

なお、半身浴は肩や首などの上半身が冷えてしまうので、首まで浸かる全身浴を基本にすることを推奨します。椎間板の健康のためには、首から腰までの背骨全体を湯船に浸けて温めるほうがいいのです。ただし、全身浴はのぼせやすいので十分気をつけるようにしてください。

それと、入浴後の湯冷めにも要注意。とくに髪の長い人の場合、濡れた髪をそのままにしておくと首が冷えてしまいやすいので、お風呂から出たらドライヤーでしっかり乾かすようにしましょう。

Q11 ▼水中ウォークや水泳も椎間板にとってはNGなのですか？

A 体が冷えやすく、腰痛が悪化しやすいのでNGです。

水中では浮力によって体の重みが3分の1になり、椎間板にかかる荷重負担も少なくなります。そのため、プールなどで行なう水泳や水中ウォークなどの運動は関節のケアによさそうに思えます。

ただ、水中での運動には「体が冷えやすい」という大きな問題があるのです。私の治療院には「腰によかれ」と思って水泳やアクアビクスを始めたものの、体が冷えてかえって腰痛を悪化させてしまった患者さんが少なからずいらっしゃいます。「温泉プール」なら問題はありませんが、「温水プール」の場合、水温が体温より低ければやはり体を冷やすことにつながります。ですから、プールに入る場合は、冷え対策を十分に行なったうえで利用するように心がけてください。

Q12▼正座、あぐら、横座り……椎間板によくない座り方は？

A 骨盤を立たせた座り方がOK、骨盤を寝かせた座り方がNGです。

前にも触れましたが、背中と腰をまっすぐに伸ばした正座は、腰の椎間板に負担の少ない座り方です。正しく正座をすると骨盤が立ち、その上にまっすぐ背骨が乗るかたちになるため、椎間板にほとんど負担がかからずに済むのです。

一方、あぐらは椎間板に負担がかかる座り方の代表です。あぐらで座ると、どうしても骨盤が斜めに寝て、背中や腰が曲がってしまいます。その腰を屈曲させた姿勢が椎間板を疲弊させてしまうわけです。また、横座りもおすすめできません。左右どちらか一方へ足を流していると、骨盤に歪んだ圧力がかかり、姿勢を歪ませることにつながってしまうのです。ですから、畳や床に座る際は正座を基本として、疲れてきたらたまに足を崩すくらいを心がけてください。

Q13▼椎間板のためには「30キロ以上の荷物」は持っちゃダメ？

A 椎間板が大切なら、重い荷物を持ち上げるのは極力避けるべきです。

ぎっくり腰や椎間板ヘルニアは、いつも通りの何気ない日常行動の中で発覚することが多いもの。前にも述べたように、「重い植木鉢や荷物を持ち上げた拍子に腰にギクッという痛みが……」といったマンガのようなケースはじつはそんなに多くありません。

ただ、そうは言っても、椎間板が弱っている人は、やはり重い荷物を持ち上げるのをなるべく避けたほうがいいのです。私は、椎間板にかかる荷重負担を考えるなら、30キロ以上のものは、極力自分だけで持たないようにすべきだと思います。引っ越しや模様替えなどの場合は、誰か他の人に手伝ってもらったり専門の業者に頼んだりすべきでしょう。

Q14 カバンの持ち方でも椎間板に対する負担が変わるのですか？

A 重い手提げ、重い肩掛けは要注意。おすすめはリュックサックです。

荷物は、できるだけ左右均等になるかたちで持ちましょう。重い手提げカバンをいつも同じ側の手で持ったり、重い肩掛けカバンをいつも同じ側に掛けたりするのは、背骨や骨盤を歪ませることにつながります。これらのカバンを持つなら、なるべく左右均等に持ち換えるように習慣づけてください。

また、スーパーなどで買い物をした荷物も、同じくらいの重さになるようにふたつの袋に分けたうえで、左右均等に持つといいでしょう。また、両手に荷物を提げる際、意識して体の後方で持つと、腰にかかる負担をだいぶ少なくできます。

なお、私は腰痛の患者さんにはリュックサックをおすすめしています。椎間板への負担は、背中で背負って荷物を運ぶスタイルがいちばん少なく済むのです。

Q15 ▼ハイヒールは椎間板に負担をかけやすいのでしょうか？

A 「正しい履き方」をしないと大きな負担をかけることになります。

モデルさんや女優さんなど、ハイヒールをきれいに履きこなしている人は、みんなヒール部分に荷重が集中するように体の重心を後ろ寄りにかけています。その重心ラインがブレないから、よろけず美しい姿勢で歩くことができるのです。

しかし、こういう「重心のかけ方のコツ」をつかめていない人がハイヒールを履くと、上体が前傾し、腰が曲がったりひざが曲がったりして姿勢が大きく崩れることになります。また、そういう履き方を続けていれば、椎間板に大きな負担がかかり、腰やひざの関節を痛めることにもつながっていくでしょう。

ですから、ハイヒールを履くなら、まずは後ろ寄りに重心をかける「正しい履き方」を学ぶことが大切。女性の方はぜひマスターしてみましょう。

Q16 ▼重い帽子やアクセサリーは首の椎間板によくないって本当？

A 本当です。「首から上」の重量はなるべく軽くしましょう。

首の椎間板を健康にキープしていきたいなら、できるだけ「首から上」の重量を軽くするほうが賢明です。たとえば、重いイヤリングやネックレス、重い帽子やウィッグなどをつけるのも、なるべく避けるべきでしょう。

とにかく、わたしたちの首は常に「体重の10％の重量」がある頭を支え続けているのです。毎日頭を支え続け、重労働に耐え続けている首からすれば、〝もう1グラムであっても重量が増えてほしくない〟というのが本音なのではないでしょうか。

ですから、アクセサリーや帽子は、なるべく軽量なものを選ぶべき。習慣づけていけば、それだけでも頸椎の椎間板の負担を減らすことにつながるはずです。

Q17 ▼無重力の宇宙では椎間板に負担はかからないものなの？

A 宇宙では椎間板に負担はかかりませんが、腰痛はあるそうです。

宇宙飛行士の金井宣茂《のりしげ》さんは、国際宇宙ステーション滞在中、「身長が9センチも伸びちゃいました」とツイートして話題になりました。その後、再度計測した結果、身長の伸び幅は縮まったものの、宇宙空間においてはたとえ9センチ背が伸びたとしてもそうめずらしいことではないそうです。

ご存じの方も多いと思いますが、宇宙で身長が伸びるのは、椎間板が伸びるせいです。地球上では自分の体の重みで、ひとつひとつの椎間板が圧縮されていま す。しかし、宇宙空間に出ると、無重力状態となって「重みのプレッシャー」というものがまったくなくなります。すると、地球では圧縮されていた椎間板が重石《おもし》から解き放たれたように伸びていくことになる。すなわちそれが、身長の伸びにつながっているわけですね。

ところで、椎間板にかかる「タテの重みのプレッシャー」は、地球上では椎間板を疲弊させ、腰痛を招くいちばんの原因になっていました。そのプレッシャーから一気に解放される宇宙空間では、腰痛のリスクもきれいさっぱりなくなるものなのでしょうか。

しかし、じつはそうでもないようなのです。

宇宙医学の研究によると、無重力空間で椎間板が伸びてくると、多くの飛行士が鈍い腰の痛みに見舞われるのだそう。この症状は「宇宙腰痛」と呼ばれていて、椎間板が伸びる際に腰椎付近の神経が刺激されるために起こるのではないかと見られています。

つまり、地球上では「重みのプレッシャー」が多すぎて腰痛が引き起こされているわけですが、宇宙では「重みのプレッシャー」がまったくないために腰痛が引き起こされているわけです。そういう点で観ると、わたしたちの椎間板にとって、〝適度〟な重みのプレッシャーは必要なものなのかもしれません。

わたしたち人間の体は、地球上の1Gの重力環境の中で長い時間をかけて進化を遂げてきたわけであり、おそらく、タテの重みのプレッシャーが〝適度〟にかかる環境の中でこそ、その身体構造を生かしてスムーズに動けるようになっているのでしょう。

たぶん、わたしたちの椎間板も、プレッシャーがきつすぎでもなくプレッシャーが弱すぎでもなく、ちょうどいい負荷がかかっているくらいでうまく働くようにできているのです。

つまり、無理のかけすぎもラクのさせすぎもNGであり、日々の生活の中で適度に体を動かし、同時に刺激を与えながら椎間板を使っていくべきだということ。ぜひみなさん、「無理のない、ちょうどいい負荷」をキープしつつ、いつまでも健やかに椎間板を長持ちさせていくようにしましょう。

第5章

健康寿命を
延ばせるかどうかは
「椎間板」で決まる!

椎間板は「柱」と「土台」を末永く維持していくための生命線

人間にとって、背骨は体を支える「柱」、また、骨盤は体を支える「土台」です。この「柱」と「土台」が体のセンターラインで荷重を受け止めているからこそ、わたしたちは長い人生の中で直立二足歩行をしてさまざまな活動を行なうことができるのです。

ただ、この「柱」と「土台」の健康の度合いや傷み方の度合いは、人によってだいぶ違ってきます。

中には、80歳、90歳の高齢になるまでピンと伸びた「柱」と「土台」をキープして精力的に活動している人もいます。一方、まだ40歳、50歳の働き盛りだというのに「柱」や「土台」のトラブルに見舞われ、思うように仕事ができずに苦しんでいる人もいます。みなさん、こうした差はいったいどうして起こるのだと思いますか？

そう、すべて椎間板で差がつくこと。

若いうちから日々椎間板とどのように接して、どのように使ってきたか。そういった毎日の積み重ねによって、「柱」や「土台」の傷み方が大きく違ってくるわけです。

家であれば、「柱」や「土台」が傷んで弱ってくれれば、いつ屋根が崩落するかもわからない危機的状況にさらされますよね。体という〝家〟もそれと同じです。普段から椎間板のことをないがしろにしていると、体を支える「柱」と「土台」が傷んだり弱ったりしてきて、わたしたちはだんだん自分にかかる重みを支えられなくなっていきます。そして、じわじわと「寝たきり」という危機的状況へ追い込まれていくようになるわけです。

だから、体という〝家〟を支えていくうえで、椎間板を衰えさせてしまうのはかなり致命的なことなのです。もし衰えが現われてきたなら、わたしたちは〝このままじゃ柱や土台が壊れて家全体が潰れてしまうかも……〞というくらいの強い危機感を抱いて対処していくべきなのでしょう。

本書の最初のほうでも述べたように、椎間板はわたしたちの体の重みを支える「生命線」となる存在です。

この「生命線」を衰えさせてしまうと、背骨という「柱」や骨盤という「土台」は一気に機能しなくなっていきます。クッション機能が働かなくなり、腰などの関節に過剰な負担がかかるようになって、重みに耐えきれなくなった関節が痛みという悲鳴を上げるようになっていく……。まさに、「柱」や「土台」が弱って体という〝家〞が潰れかけているわけですね。

ですからみなさん、体という〝家〞を守り抜いていくためにも、「椎間板という生命線」を日々しっかりとケアしていくようにしてください。「生命線」を健やかにキープして、「柱」と「土台」をいつまでもしっかりと維持していくようにしてください。

「柱」と「土台」を長期間にわたって維持していくことは、「立ったり歩いたりして活動することのできる期間」を長くすることにつながります。それはすなわち、体という〝家〟をいつまでも長持ちさせて、健康に長寿を生きていけるようになることに他なりません。

つまり、日々椎間板を大切にしていれば、「柱」と「土台」を長持ちさせて体を末永く動かしていけるようになり、結果として「健康長寿」という恩恵がもたらされるようになっていくわけです。

椎間板の寿命を延ばせば、健康寿命も延ばすことができる

私は、椎間板を弱らせてしまうのは「寝たきり」への最初の一歩を踏み出すようなものと捉えています。

考えてみてください。

先にも述べたように、椎間板は人間が直立二足歩行をするのに不可欠の働きをしている器官です。

そして、「寝たきり」というのは、人が直立二足歩行をして活動をすることができなくなった状態であり、椎間板が弱りすぎて荷重や重力による体の重みを支えきれなくなったことを意味します。椎間板が体を支える役目を果たせなくなると、立つことも歩くこともできず、体を横たえて寝ていることしかできなくなってしまうわけです。

すなわち、椎間板が弱って働けなくなったときは、わたしたちが立ったり歩いたりして活動をすることができなくなるとき。そういう点で観れば、「椎間板の寿命が尽きるときは、わたしたちの健康寿命が尽きるときだ」と言ってもいいのかもしれません。

わたしたちにとって大切になるのは、椎間板の寿命をいかに延ばしていくことができるか。これから先、健康寿命を延ばしていきたいならば、日頃から椎間板のケアをしっかり行なって、椎間板の寿命をできるだけ延ばすことに力を注いでいくべきなのです。

椎間板は通常、何十年もの年月をかけ、人生とともに、ゆるやかな坂を下るようにゆっくりとしたペースで衰えていきます。

もっとも、椎間板に重い負担ばかりかけて何のケアもしない生活を送っていたら、その衰えの進行は大きく早まってしまうでしょう。下り坂の勾配が急になり、早いペースで坂を転げ落ちていって、通常よりもかなり早く「寿命」に行き着いてしまうかもしれません。

しかし、これまで述べてきたように、椎間板は日々やるべきケアをやれば若々しくキープしていくことができます。日頃からしっかりと実践していれば、坂道の勾配をゆるやかにしたり、道を平坦にしたりすることだってできるでしょう。

そうすれば、衰えの進行を遅くして、「寿命」に行き着くのを大幅に遅らせることもできるはずです。

ですからみなさん、下り坂の勾配をゆるやかにして、この先の人生をできるだけ長い間、元気に歩いて活動できるようにしていきましょう。

とにかく、「寝たきり」にならないようにするには、椎間板を健康に保つことこそがカギなのです。

1日1日椎間板を大事にして、椎間板の寿命を延ばしていきましょう。そして、それによって健康寿命もできる限り引き延ばし、「寝たきりになる日」をできるだけ先延ばしにしていくようにしましょう。

おわりに

わたしたちが健康な人生を営んでいくうえで、椎間板を調子よくキープしていくことがいかに大切か、みなさん、その重要性がおわかりいただけましたでしょうか。

私自身も以前、つらい椎間板の症状（首・腰・ひざ）に苦しめられていましたが、本書で紹介している極意で完治させています。ですから、たいへん自信をもって今回の椎間板健康法をおすすめできます。

第1章でも述べたように、椎間板は人間の「最大の弱点」です。

しかし、「たいへん衰えやすいウィークポイント」だからこそ、ここを良好な状態に保っていくことが健康を維持していくうえで非常に大きなメリットをもたらすことになるのです。

私は、椎間板という弱点をカバーしさえすれば、それだけで人の人生における健康パフォーマンスは飛躍的に向上すると考えています。

これまで述べてきたメリットを数えあげてみてください。椎間板を健康にキープしていけば、まず、腰痛などの痛みやしびれに煩わされることがなくなります。また、体もよく動くようになるし、姿勢がよくなって若々しく見られるようにもなります。スポーツのパフォーマンスも向上するでしょうし、仕事のパフォーマンスも向上するでしょう。それに、高齢になっても足腰を衰えさせることなく、長く社会の中で活躍できるようにもなります。そしてきっと、寝たきりや要介護になることもなく、元気なまま長生きをして健康長寿をまっとうできるようになるのではないでしょうか。

このように、椎間板という弱点をカバーするだけで、数知れないメリットがもたらされることになるのです。

「痛みやしびれなどの不調に悩まされたくない」とか、「いつまでも若々しくいたい」とか、「歳をとって動けなくなっていくのは嫌だ」とか、「寝たきりや要介護になりたくない」とか、「元気なままできるだけ長生きしたい」とか——、わたしたちの心には常日頃からいろいろな不安や願望が渦巻いているもの。でも、椎間板をしっかりとキープしていれば、こうした健康に関する悩みの大多数が「解決」へと向かっていくことになるのです。

本当に、人生の健康の問題は、みんな椎間板が解決してくれると言ってもいいのではないでしょうか。

ですからみなさん、日々椎間板を大切にしていきましょう。いつまでも2本の足で歩き、寝たきりや要介護になることのない健やかな人生を送っていくようにしましょう。

椎間板がすべての問題を解決するのです。

さあ、みなさん、その力をできるだけ引き出して、より健康に、より長く、より若々しく生きていくようにしましょう。そして、これからの人生を思いきり輝かせていこうではありませんか。

最後に、本書を生み出すきっかけをいただいた高橋明様、担当してくださった幻冬舎の寺西鷹司様、私を支えてくれております弊社のスタッフ及び家族、そして遠方から見えて、日々私に勉強の機会を与えてくださる当クリニックの患者様に感謝申し上げます。

酒井慎太郎

〈著者プロフィール〉
酒井慎太郎（さかい・しんたろう）
さかいクリニックグループ代表。柔道整復師。千葉ロッテマリーンズオフィシャルメディカルアドバイザー。中央医療学園特別講師。整形外科や腰痛専門病院、プロサッカーチームの臨床スタッフとしての経験を生かし、腰痛やスポーツ障害の疾患を得意とする。解剖実習にて「関節包内機能異常」に着目。それ以来、関節包内矯正を中心に難治の腰痛やひざ痛の治療を1日150人以上行なっている。
TBSラジオ「大沢悠里のゆうゆうワイド　土曜日版」にレギュラー出演。その他多くのテレビ番組で「注目の腰痛治療」「神の手を持つ治療師」として紹介される。『脊柱管狭窄症は自分で治せる！』（学研プラス）、『腰痛は歩き方を変えるだけで完治する』（アスコム）、『肩こり・首痛は99%完治する』『ひざ痛は99%完治する』『坐骨神経痛は99%完治する』（すべて小社）など著書多数。

100歳まで歩くには、
椎間板をゆるめるしかない！

2018年11月20日　第1刷発行

著　者　酒井慎太郎
発行人　見城 徹
編集人　福島広司

GENTOSHA

発行所　株式会社 幻冬舎
〒151-0051　東京都渋谷区千駄ヶ谷4-9-7

電話　03(5411)6211(編集)
03(5411)6222(営業)
振替　00120-8-767643
印刷・製本所　株式会社 光邦

検印廃止

Printed in Japan
ISBN978-4-344-03392-4　C0095
幻冬舎ホームページアドレス　http://www.gentosha.co.jp/

この本に関するご意見・ご感想をメールでお寄せいただく場合は、
comment@gentosha.co.jpまで。